ここがおかしい菌の常識

青木　皐

集英社文庫

ここがおかしい菌の常識——目次

1章 菌って何だろう 13

2章　食中毒はなぜ起きる

4章　病院は危険がいっぱい　173

ここがおかしい菌の常識

●あなたのキレイ度チェック

ふだんの生活の中で、あなたがどれくらい「キレイ」なのか、ここでチェックしてみよう。

外から帰ったとき	
キレイ	1　シャワーを浴びる
↑	2　手と顔をせっけんで洗う
｜	3　手をせっけんで洗う
｜	4　手と顔を水で洗う
↓	5　手を水で洗う
汚い	6　何もしない

手洗いのあと	
キレイ	1　ペーパータオルで拭く
↑	2　ドライヤーで乾かす
｜	3　自分のハンカチで拭く
｜	4　レンタルタオルで拭く
｜	5　備えつけのタオルで拭く
↓	6　（形を直すふりをして）髪、前かけ、服で拭く
汚い	7　手を振る

排便後の手洗い		
キレイ ↑	1	消毒剤があれば必ず使う
	2	両手をせっけんで洗い、流水で流す
	3	流水で両手を比較的長時間洗う
	4	流水で両手を洗う
	5	流水で片手を洗う
↓	6	少量の水で手を濡らす程度
汚い	7	手を洗わない

入浴のとき		
キレイ ↑	1	全身をせっけんで洗ってから湯船に入る
	2	下腹部をせっけんで洗ってから入る
	3	シャワーで全身を流してから入る
	4	下腹部に湯をかけてから入る
↓	5	せっけんで手・顔を洗って入る
汚い	6	手を洗わない

洗髪の習慣		
キレイ ↑	1	毎朝晩洗う
	2	毎朝あるいは毎晩洗う
	3	一日おきに洗う
	4	二、三日おきに洗う
	5	一週間に一回洗う
↓	6	かゆいときに洗う
汚い	7	汚れたときに洗う

さて、いかがだっただろう。

単純に「キレイ」だから「正しい」とはいえないがすべての項目で1にチェックした人は、「キレイ」好きのあまり、神経質になってしまっているかもしれない。かといって、6、7ばかりという人。あなたはよくても周囲は大変だ。家にこもっているぶんには問題ないが、まちがっても食品関係の仕事には従事しないほうがいい。

ふだんは2～4あたりでかまわない。だが、これから清潔行為（食品をつくるなど）をしようというとき、意識として1のホワイトゾーンを目指してほしい。いつ、どんなふうに「キレイ」であればよいのか、これから本書をよくお読みいただき、正しい知識を持って行動してほしい。

1章　菌って何だろう

バイキンは汚い、私はきれい？

「あなたの体、菌だらけですよ」

などというと、たいがいの人は怒るだろう。

「菌」という言葉には、イヤなイメージしか持っていない人が多い。「汚い、気持ち悪い、近寄らないでッ！」というのが、普通の人が思う「菌」だ。そして、みんな、ほかの人はどうだか知らないが、自分はかなりきれいだと思っている。最近は清潔志向が高まっているから、なおさらだ。カニだってこうは泡を立てまいというくらいブクブク泡を立てて髪や体を洗うし、抗菌仕様の洗濯機で、抗菌剤の入った洗剤を使って抗菌下着を洗っている。「菌なんて皆殺しにしてやるッ」という勢いだ。

外から帰ってきた小さな子供には、お母さんたちが「バイキンがついてるからちゃんと手を洗おうね」という。子供は、「バイキン」という言葉から、アンパンマンに出てくるバイキンマンのような、真っ黒で、ツノが生えていてヤリを持って、にくったらしい目つきをしたヤツを思い浮かべ、急いで手を洗う。

そして、子供同士のけんかのときに、アホ、バカ、マヌケ、などといっしょに、このバイキンという言葉が登場する。「ヤーイ、バイキン！」というせりふは、いわれたほうはとても傷つく。自分がすごく汚いといわれているように思う。大人たちは、そういう〝悪い言葉〟は、人に対して使わないようにと注意するだろう。

バイキンという言葉は、漢字で書くと〝黴菌〟。けっこう古い言葉で、「黴《かび》」と細菌やウイルスをまとめていう言葉だ。いまでは専門的にはあまり使われないが、日常生活ではまだ言葉として生きていて、かなりあいまいに使われている。「菌」のことを話すときなどに、目に見えないほど小さくて汚いものをひっくるめて、バイキンと呼んでいるようだ。

バイキンは、どこかからやって来て悪いことをするものだから、寄せつけないように手を洗ったりうがいしたりする。そう教えられて人は育ってきている。その教育の下地を受け継いで、「菌」も、自分とは関係のないところからやって来る汚いものと思っている。とにかく自分だけには菌が寄りつかないようにと手を洗い、抗菌グッズで武装する。

だが、どんなに嫌っても、じつは人間、菌だらけなのだ。それは避けられないことだし、菌なくしては生きていかれないのも事実だ。

実際は内と外とさまざまな菌に囲まれて、助けられてバランスをとって生きているのだ。

いい菌、悪い菌？　それは差別だ！

近頃は善玉菌、悪玉菌という言葉がよく使われる。菌といっても汚い悪いヤツばかりじゃなく、人間にとっていいことをしてくれる菌がいる。味噌《みそ》、酒、パン、ビール、チーズなどの発酵食品はカビや酵母菌がなくてはできない。だから、こうした〝役に立つ〟菌は、善玉菌。それに対して、病気や食中毒を起こしたり、ものを腐らせたりする菌は、悪玉菌。

ちょっと待った！

この分け方は、まったく人間の都合だけであって、菌にとっては迷惑な話だろう。悪玉菌と呼ばれたって、別に彼らは悪いことをしてやろうとたくらんでいるわけでもなく、たまたま条件の合うところで、ひたすら生きているだけだ。彼らなりに一所懸命やっていることが人間にとっては不快だったり、恐ろしいことだったりする。それに、悪玉と呼んで嫌っておきながら、菌にとって居心地のいい条件をつくっているのは人間だという場合が多い。菌にしてみれば、「どうぞ、どうぞ」と迎え入れてもらった居心地のいい部屋でくつろいでいたら、いきなり顔面パンチをくらったようなものだ。

そして、一つの菌が人間にとって、ときには悪玉で、またあるときは善玉になり、人間をまもってくれているということもある。

例えば大腸菌。これはもう、汚いものの代名詞のようなイメージがある。

毎年夏になると海水浴場にどれくらい大腸菌がいるかが発表される。一〇〇ミリリットルの海水中に一〇〇〇個以上の糞便性《ふんべんせい》大腸菌が検出されると、海水浴場として不適。一〇〇〜一〇〇〇個までなら可、一〇〇個以下なら適をもらえる。大腸菌は悪玉菌の代表選手だと、みんな思っているし、たしかに大腸菌がいっぱいの水の中で泳げば、具合が悪くなるだろう。

ところが、いまではこの大腸菌がなかったらインシュリンによる治療はできないかもしれない。それというのも大腸菌の遺伝子に人の膵臓《すいぞう》のインシュリン（体内で糖を分解する働きを持つホルモン。膵臓のランゲルハンス島で分泌される）をつくる遺伝子を組み入れ、大腸菌にインシュリンをつくらせ、それを利用できるからだ。製薬の現場では重要な働きをする菌だ。

それに、もともと名前のとおり、人間の腸の中に大腸菌はいっぱいいて、消化を助けてくれている。ずいぶん世話になっているのだ。で、そいつが外に出てきて、食べ物にくっついたり他人のお腹《なか》に入って増えたりすると、今度は人間にとって都合の悪いものになって嫌われる。

同じように食中毒を引き起こす代表的な菌にサルモネラがある。ところがこのサルモネラを使ってエイズワクチンをつくる研究が進められている。エイズウイルスの発見者として知られるアメリカ・メリーランド大学のロバート・ギャロ博士らは、サルモネラ菌にエイズウイルスのＤＮＡ（デオキシリボ核酸）の一部を組み込んで、飲むワクチンとして利用する方法を検討している。服用したサルモネラ菌は体内の粘膜組織で死滅し、このときに放出されるＤＮＡがエイズウイルスに対する免疫反応を誘発して感染を防ぐ（二〇〇〇年五月二〇日付日本経済新聞）。サルモネラが体内に入るとすぐに食中毒の危険性を考えがちだが、最近ではこのような例もあるのだ。

つまり、そう簡単には、菌を善玉と悪玉に分けることはできない。人間だって、会社ではうんとイヤなヤツが、家ではけっこういいパパだったりする。ついつい単純に善い悪いと分けて考えがちだが、時と場合、場所によって、そして誰から見てなのかによって違ってくる。菌もその場その時に応じて「いろいろ」なのである。

まして、悪玉菌だからすべて殺してしまえ、と強い薬を使って全面戦争をしてしまうと非常に危険な事態になってしまう場合がある。全面戦争に追い込むと、菌のほうも底知れない力を発揮しだす。強い薬に打ち勝つ力を持ったり、生きる場所を変えたり、性質を変えたりしてどんどん強くなることがあるのだ。それで薬ももっと強いものを使う。さらに菌が変化する……。という悪循環が起こり始める。

もちろん過去の全面戦争による勝利のおかげで、伝染病の多くがなくなった結果、まだこうして人類が生きていられる。けれども、菌がいてもじゃまにならないところまで、何でもかんでも消毒しまくったり、本当は人間をまもってくれる菌までなくして、ともかく「きれいに」しようという行動が、あとからまずい事態を招く。

だから、菌全部を敵にまわして無菌状態を目指すより、ある程度、菌とはうまく折り合いをつけて、上手に棲《す》み分けながら生きていく方法をとったほうがいい。菌に入ってもらっては困る場面では、菌にとって居心地のよい条件はつくらないようにしたらいい。

化学的な薬品ばかりに頼らず、人間が持つ免疫力を強くする方向も考えたほうがいい。

「菌て汚いからイヤ」といって抗菌グッズをやたらに使うだけでは、食中毒もなくならないし、病院の院内感染もなくならない。強い薬をいっぱい使えば環境汚染も進む。また、「菌なんておれには関係ネーよ」といってる場合でもない。そういう人が自分でも知らないうちに菌をばらまいてしまうこともありうる。

人間と菌の関係に無関心だと、けっこう大変なことが起こる。

菌がどういうもので、どんなつきあい方をしていけばうまく折り合いがつくのか。まず相手をよく知って上手につきあえば、菌は怖いばかりではないし、ときには強い味方になってくれる。

食中毒が減らないのはなぜ?

ところで、ここまで菌という言葉をずっと使ってきた。菌という言葉もバイキン同様、日常かなりおおざっぱに使われている。風邪《かぜ》や病気の原因であるウイルス、病原菌や、食べ物を腐らせる細菌、食中毒菌……。全部ひっくるめて日常では菌といわれているようだ。

もう少し大きなくくり方をすると「微生物」という言葉がある。「微生物」は、箇

病原微生物

細菌	黄色ブドウ球菌、大腸菌、サルモネラ、腸炎ビブリオなど（クラミジア・リケッチア・スピロヘータ）
ウイルス	Ａ型肝炎ウイルス、Ｂ型肝炎ウイルス、Ｃ型肝炎ウイルス、インフルエンザウイルス、ＨＩＶなど
真菌	糸状菌（カビ）、コウボなど
原虫	マラリア、赤痢アメーバーなど

単にいうと、「基本的には肉眼では見えないか、きわめて見えにくいほど小さな生物」だ。けっこういろんなものがいる。目に見えないだけに、どうも人間にとっては気味の悪い存在だ。だからこそ全面戦争に突入してしまう。犬とか猫みたいに可愛《かわい》がろうと思っても、愛嬌《あいきょう》がないし、「ここから入っちゃだめよ」というしつけができない。せめて、ダニとかゴキブリくらいの大きさがあれば、なかなかかわいいのだが。

この本では、食中毒を起こす細菌にスポットライトを当てよう。病院の環境にかかわる菌にもちょっと登場してもらう。

いろいろな病気が全面戦争でおさえられるようになったが、食中毒というものはなかなかなくならない。食べるという生きていくた

食中毒病因物質の分類

1	サルモネラ属菌	
2	ブドウ球菌	
3	ボツリヌス菌	
4	腸炎ビブリオ	
5	腸管出血性大腸菌	
6	その他の病原大腸菌	
7	ウエルシュ菌	
8	セレウス菌	
9	エルシニア・エンテロコリチカ	
10	カンピロバクター・ジェジュニ/コリ	
11	ナグビブリオ	
12	コレラ菌	
13	赤痢菌	
14	チフス菌	
15	パラチフスA菌	
16	その他の細菌	エロモナス・ヒドロフィラ、エロモナス・ソブリア、プレシオモナス・シゲロイデス、ビブリオ・フルビアリス、リステリア・モノサイトゲネスなど
17	小型球形ウイルス	
18	その他のウイルス	A型肝炎ウイルスなど
19	化学物質	メタノール、ヒスタミン、ヒ素、鉛、カドミウム、銅、アンチモン等の無機物、ヒ酸塩、ヒ酸石灰等の無機化合物、有機水銀、ホルマリン、パラチオンなど
20	植物性自然毒	麦芽成分(エルゴステリン)、バレイショ芽毒成分(ソラニン)、なまギンナンおよびなまウメの有毒成分(シアン)、ヒガンバナ毒成分(リコリン)、毒ウツギ成分(コリアミルチン、ツチン)、チョウセンアサガオ毒成分(アトロピン、ヒヨスチアミン、スコポラミン)、トリカブトおよびヤマトリカブトの毒成分(アコニチン)、毒キノコの毒成分(ムスカリン、アマニチン、ファリン、ランプテロール等)、やまごぼうの根毒成分(フィトラッカトキシン)、ヒルガオ科植物種子(ファルビチン)、その他植物に自然に含まれる毒成分
21	動物性自然毒	ふぐ毒(テトロドトキシン)、シガテラ毒、麻痺性貝毒(PSP)、下痢性貝毒(DSP)、テトラミン、神経性貝毒(NSP)、ドウモイ酸、その他動物に自然に含まれる毒成分
22	その他	クリプトスポリジウム、サイクロスポラ、アニサキスなど
23	不明	

めにいちばん大切なことで中毒にかかって、最悪の場合死んでしまうというのは、なんともやり切れず悲しいことだ。しかも教育の一環として食べなければならない給食、治療の一部としての病院食などで大変なことが起こるのは、つくる側も食べる側も、とても痛ましい。

O157のように、最近発見された菌もあるが、ほとんどの食中毒は昔からおなじみの菌が原因である場合が多い。原因はわかっているし、おなじみの菌なのになんで食中毒はなくならないのだろう。

その理由をひと言でいうなら、みんな知らないからだ。はっきりいって無知なのだ。前ページの一覧表を見ていただきたい。一九九一年厚生省が示した「食中毒病因物質の分類」（一九九九年に一部改正）の一覧だ。この中の1から15までが代表的な食中毒原因細菌、その他の細菌として16の項目に五種。ウイルス二つが加わると、微生物だけで二二種にもなる。

これら病原体、感染のメカニズム、病態、その予防対策を全部知っている人はほとんどいない。そして意外と思えるところに食中毒の原因や落とし穴が潜んでいる。その原因を知らずにいると、誰でも被害者になるどころか加害者にもなってしまう、ということも案外みんな知らない。とくに食品工場の責任者、従事者はやっぱり無知だということを自覚しないといけない。

食中毒を起こす菌がどこにいて、どうなると危険なことになるのか。もっとよく知っていれば、ムダな努力とムダな強い薬を減らすこともできる。ちょっとしたコツをつかんで、食中毒とは縁を切りたいものだ。

常在菌の代表ブドウ球菌のおかげ

人間と深いかかわりを持つ菌の一つに、ブドウ球菌というものがいる。ブドウ球菌は、ほとんどの人間の体に棲んでいる。手指、手のひら、足の裏、腋《わき》の下、顔面、そして頭皮など、体の表面にいっぱいいる。

「私はきれいにしてるから、そんなに菌がいるわけないわ」

と思うかもしれないが、見かけやイメージだけできれいとか汚いという問題ではない。菌数の差はあっても、いるのが普通だ。

人間の体には、いろいろな菌が常に体表や腸に棲んでいて、それをまとめて常在菌と呼んでいるが、ブドウ球菌はおなじみのメンバー、常在菌の代表格というわけだ。

彼らは、湿気があって、三〇～四〇℃の温度で栄養のあるところが好きだ。体の中から出てくる皮脂や汗は、彼らにとってとても心地よい。運動をして汗をかいたり、風邪を引いて何日か髪も洗えないで寝ていたりすると、体や頭が臭くなってくる。あのにおいは、ブドウ球菌がとても元気に暮らしている証拠だ。暮らしというのは、いるものを取り入れ、いらないものを出すということで、はやい話が、ブドウ球菌が出すオシッコやウンチのにおいと思えばよい。つまり、よく汗臭いというが、あれは汗が臭いのではない。汗で増えたブドウ球菌のオシッコやウンチが臭いということになる。実際、お風呂《ふろ》上がりにかく汗は全然臭くない。「汗臭い」とは、正確には「菌臭い」ということになる。

「菌が棲んでいるというだけでも気持ち悪いのに、それのオシッコ、ウンチだなんて耐えられないっ！」とバスルームに駆け込む前に、ちょっと読んでおいてほしい。

汗や脂分をエサにして栄養をとった菌のオシッコやウンチのことを菌の産生物質といい、自分の周囲で他の菌が増えないようにする役割もある。不思議なもので、何かの菌が増えていると、他の菌は増えにくくなる。

ブドウ球菌がいれば、何か悪性の病原菌がついても防御してくれる。体から出てくる皮脂に脂肪酸があるから、二重の非常に心強いバリアがあるのだ。

それなのに、洗浄力の強いボディーシャンプーなどで、いっぱい泡を立ててブラシやナイロンタオルを使ってごしごし肌をこすってしまうと、この大切なバリアまで失ってしまう。あまりに清潔、抗菌ということにとらわれて、体をまもる常在菌まで殺してしまっては、弊害のほうが大きい。

過度のキレイ症が菌を増やす

常在菌を必要以上に落とすと、肌は荒れてしまう。ここからがまた不思議なことに、肌が荒れると今度はまた過剰に菌が増えてしまうという事態を招くのだ。まず肌荒れとはどういう状態かを知っておこう。

体全体を覆っている皮膚の、いちばん表側の表皮細胞のところは、七～一五層くらいあり、うろこ状のものが重なっている。いちばん外側が、今日お風呂に入ったときに取れる垢《あか》だ。肌荒れというのは、この表皮が何層かささくれ立った状態だ。常在菌も皮脂もごしごしこすって落とすと、肌荒れ状態になる。くぼみができてしまう。

それで、お金と時間に余裕のある人は、そのくぼみをわざわざ高価なクリームで埋め込んでいくわけだが、顔の手入れはするが、手や体の皮膚までちゃんと手入れするかというとなかなか行き届かない。くぼみはそのままだ。そのくぼみには水もたまるしゴミもたまりやすい。高価なクリームで埋め込んでも、肌荒れが治るというよりは栄養分がたまっている、といったほうが正しい。水分があって、栄養があって、体温で温かい。となれば、菌にとっては快適なたまり場で、そのくぼみの中で増えていく。肌荒れのない正常な肌では、菌もバランスよく一定量に保たれているのだが、かさつく肌のくぼみでは過剰に増えてしまう。

ブドウ球菌が肌で増えていても、それだけではとくに問題は起きない。いくらか臭いだけだ。人間にとって善玉の役割を続けている。ところがブドウ球菌の仲間の黄色ブドウ球菌が増殖すると少し具合が悪い。

すべての人が多くの黄色ブドウ球菌を保有しているわけではないが、まず保有していると考えたほうがよい。

例えば切り傷ができた場合など、消毒しないで放っておくと、化膿《かのう》する。あるいは髭《ひげ》そり跡や、にきびの先がプクッと膨らんで、黄色い膿《うみ》を持つ。この化膿ということをさせているのが黄色ブドウ球菌なのだ。体の中でいうと、何かの原因で虫垂に傷が入ってそこに黄色ブドウ球菌がつくと、虫垂が化膿し、いわゆる盲腸炎になる。黄色ブドウ球菌はいわゆる、化膿菌である。こうなると、この菌は人間にとって邪魔ものになってしまう。がさついた肌や異常に汗臭い肌のまま放っておくと、黄色ブドウ球菌も増えているわけだから、ちょっとした傷でも化膿しやすいということが問題なのだ。

ごしごし洗ってしまっては逆効果だが、適度に風呂に入り、適度に肌を手入れしておいたほうがいいということになる。

男性と女性の肌の違い

しっとりした肌、というのは女性にとってぜひとも手に入れたいものの一つらしい。だからこそ、いろいろな洗顔料、ボディーシャンプー、化粧水、クリームを揃《そろ》えてバスルームでごしごしやって、かえってがさがさ肌にもなってしまったりする。顔の肌もそうだが、なにしろ手荒れがひどくて困るという人はけっこう多い。ドラッグストアに行くと、ハンドクリーム、保湿クリームの種類の多さに驚く。ところが男性は、大半が自分の肌の状態に無頓着《むとんちゃく》で、しかも「お手入れ」も何もしないわりに、それほどかさつかず、むしろ案外ツルンとしている人が多い。この差は、何だろう。

「それは主婦は毎日水仕事して洗剤なんか使ったりしてるもの。男の人はいいわよね」と、いわれてしまいそうだ。たしかに洗剤の害はあるだろう。じゃあ顔の皮膚のかさつきは？　水仕事のときバシャバシャ水しぶきがかかっているせいではないだろう。

これは、男性女性が本来持っている肌の皮脂の機能が違うことからきている。体の表面に体の中から皮脂というものが出てくる。この量が違うのだ。女性は一九歳がピークで、あとはかなりの勢いでどんどん皮脂の出方は下がり、四〇歳から七〇歳まで横ばい状態となる。ところが男性は、ずっと横ばいに近い。よって、自然の摂理として女性の肌は男性の肌よりかさつきやすい。それで、肌の保護のためにも顔には化粧をし、いろいろ塗るから今度はそれを落とすためによく洗うことになる。ムダなものが全部落ちればいいが、汚れがかさついた肌のくぼみに残って菌の栄養分となり、炎症を起こしたりする。さらに洗う、荒れる、という悪循環も起きる。

顔以外の肌も、女性は一所懸命洗いすぎる傾向にある、らしい。

皮膚というのは、意外なことにいちばん表面は二、三日で生まれ変わっているから、放っておいても汚れは垢とともにはがれ落ちていく。汗をかきやすいところをせっけんを使って洗い、あとはサッと湯で流せばそれで健康な肌になる。それを、洗浄力の強いものでバリアを失うほどごしごしやってしまうから、肌が荒れる。最近若い女性に、肌がかさついてかゆいという訴えが多いのは、ほとんどが強すぎる洗剤で洗いすぎて、常在菌と皮脂のバリアを失ったことが原因とみられる。昔は皮脂の出方が衰えたお年寄りに多かった訴えだ。

洗いすぎを避けて、保湿性のあるクリームを少しすり込み、手や、足のかかとなどを尿素配合のようなクリームで保護しておけば、常在菌が減りすぎも増えすぎもしない、健康で正常な肌になるはずだ。これでダメなら素人療法はやめて専門医の診察を受けたほうがよい。

女性の手を握ってみて、かさついていたら、「ああ、この娘は働き者だ、嫁にしたい」と思う男性もいるだろうが、しっとりした恋にはなりそうもない。恋はともかくとして、かさついた手には、菌が過剰に繁殖していると覚悟して握ったほうがいい、ということはいえる。

えっ、フケで食中毒？

風呂に入れないでいたりすると体の表面にいる黄色ブドウ球菌が増えてしまう。

この黄色ブドウ球菌が化膿菌というだけでとどまっているならばまだいいのだが、ある瞬間に大変身することがある。菌が一定量まとまって食品の中で増えるとエントロキシンという毒素ができてしまうのだ。人間にとって完璧《かんぺき》な悪役だ。この毒素はいったんできてしまうと加熱して沸騰させても消えない。しかも始末の悪いことには、毒素のできた菌が食べ物に混ざっていても何のにおいもしない。ご飯ならご飯のおいしそうなにおいがして、おいしいご飯の味がする。だから平気で食べてしまう。

黄色ブドウ球菌が過剰に増えた荒れた手をよく洗わずに握ったおにぎりを、三〇℃くらいのところに何時間も置いておけば、かなり危ない。おにぎりを握るときはよく手を見て、あんまり荒れているときはやめておいたほうが無難かもしれない。まあ、クーラーボックスにでも入れて、早めに食べてしまえば問題はないが。

ところで、黄色ブドウ球菌は手だけにいるわけではない。先ほど書いたように体中に棲んでいる。

戦争に行った人の話で第二次大戦中、フケ飯事件というものがあったらしい。

いつも威張っている上官に仕返しをしようと、飯炊き係が一計を案じる。朝、米を炊いて上官の分にフケを散らし、夕方までおく。場所は東南アジアで気温は四〇℃近い。フケについた菌が大増殖して飯の中で毒素ができる。それをもう一度温めなおして上官に持っていく。ほかほかで炊きたてのようにしか見えないし、うまそうなにおいしかしないから上官は安心して食べる。ところが、三時間もすると、上官は苦しみだして上げるわ下すわの大騒ぎとなるという話だ。

このフケ飯は、まぎれもなく黄色ブドウ球菌による食中毒だ。頭皮には黄色ブドウ球菌が多い。髪の毛が食品に入ることは大変嫌われるし、食品関係では髪の毛を覆って食品に入らないようかなり注意する。長い髪の毛が食品に触れることも嫌がられる。だが、髪の毛の毛先部分などは、それほど汚いものではない。菌がついているのは主に根元だ。一本に一〇万個もの菌がついている。フケには黄色ブドウ球菌がいっぱいついている。

フケ飯は、偶然の産物かもしれないが、菌というものをよく知った人が案出したものではないかと思うほど、巧妙な犯罪だ。

ただ、救いがあるのは、黄色ブドウ球菌による食中毒では決して死なないことであり、いつもひどいことをする上官をちょっとこらしめるには、まあ許せる犯罪ということだろう。

だが、頭のフケごときで食中毒が起きようとは誰も思わない。満員電車の窓から風が入ってきて、前に立っていたオッサンのフケを吸い込んで食中毒になったという話は聞かない。フケについていた菌が食品の中で増えて、はじめて毒素ができて食中毒が起こる。

現代版フケ飯のスタイルがあるとすれば、自分勝手で横暴な父親に仕返ししてやろうと、母と娘が結託して電気釜《がま》のご飯の上でフケを散らす。保温にしておいて時間がたったところに父親が帰ってきてそれを食べ、七転八倒の苦しみを味わう……。

まさかこれを読んで実験に及ぶ人はあるまいと思うが、そんな悪夢もありうる。常日頃から、変な仕返しをされないよう身を慎んで過ごそう。

何のためにこんな話を持ち出したかというと、食中毒とは、どこからか特別恐ろしい菌がやって来て引き起こすものばかりではないということをいいたいためだ。食中毒の原因となるものは、身の回りにごろごろしている。いちばん原因に近いところに人間、自分自身がいる。そして、いつもはひっそり暮らしている菌を人間にとって有害なものに仕立ててしまうのは、人間が意図的あるいは無意識につくり出す環境のせいであることが多い。そのことを再確認しておきたい。

そう、無意識であってもあなたが加害者になることはありうるのだ。

ブルガリアのおじいさんに感謝

腸内細菌は、われわれが食べ物を消化するのを助けてくれている。その中でも、一番手はビフィズス菌だ。いわゆる善玉菌として名前があがることも多い。たしかに、人間にとってこの菌が悪いことをする場面は一つもない。ビフィズス菌は、いつでもニコニコ優しく面倒を見てくれる「腸内会長」だ。

ビフィズス菌が腸にいっぱいいると、適度に柔らかで臭くないウンチが毎日ちゃんと出る。赤ちゃんのウンチを見たことがある人は、思い出してほしい。調子のいいときの赤ちゃんのウンチは、大人と比べてあまり臭くない。赤ちゃんは、お腹の中にたくさんのビフィズス菌を持っているのだ。大人になるに従って腸の中には大腸菌などが増えて、ビフィズス菌は減ってしまう。だから、なんとかして外からビフィズス菌を取り入れようと、ヨーグルトを食べる。

もちろん最初から、ヨーグルトが体にいいからといって食べていたのではないだろう。昔からヨーグルトを食べる地域があって、食べている人たちはなぜか調子がいい。長生きだ。調べてみれば体にいい。では商品化してどんどん食べよう。ということになったわけだ。

ヨーグルトと聞いて連想する国はブルガリアだ。ブルガリアの人たちは昔からたくさんのヨーグルトを食べていて、長寿で元気なお年寄りが多いことで有名である。

私がヨーグルト工場の経営者なら、ヨーグルトの「もと」を手に入れるためにブルガリアに行き、村一番の「いいウンチ」をするおじいさんを訪ね歩く。おじいさんと仲良くし、めでたくおじいさんのウンチを頂戴《ちょうだい》する。そこから理想的に元気なビフィズス菌を手に入れ、それを培養して、おいしいヨーグルトを完成させる。ヨーグルトを食べるときは、ブルガリアのおじいさんに感謝しよう。もちろんウンチのにおいはしない。

ヨーグルトが体にいいというのは、ヨーグルトに含まれるビフィズス菌が腸に届いて、腸の中で消化を助けてくれるからだ。腸に行かなければ意味がない。これも最近、各メーカーこぞって謳《うた》い文句に使っている「腸に届け！」である。ビフィズス菌や乳酸菌の入ったものを飲んだり、食べたりしても、その菌すべてを腸に届けることはなかなか難しい。腸の前に胃を通らなければならず、胃には、胃酸という何でも殺してしまう超ハードな酸のお風呂が待っているからだ。胃酸のおかげで、われわれは少々悪いものを食べても元気でいられる。

胃酸がどれくらい強烈なものか。その威力を知りたい人は、一度自分の指を胃袋に突っ込んで、一〇分ほど待って取り出してみるとよい。多分指は骨だけになっている。それほど強い酸なのだ。硫酸、塩酸と同等だ。その酸が大抵の菌は殺してしまう。残念ながら、胃酸はビフィズス菌や乳酸菌は特別だから何もしないで通してやろうという配慮はしてくれない。生きている菌は胃酸を直接浴びてしまえばイチコロだ。

ところが、満腹のときには、胃酸を高濃度で浴びることがない。さすがの胃酸も食べた食品で薄まってしまう。そうすれば、全部とまではいかなくとも、多くの菌は生き残って腸まで届く。

ということは、正しいヨーグルトの食べ方は、断然食後ということになる。空腹時に食べてはいけない。朝一番に乳酸飲料を飲んでヨーグルトを食べても、肝心のビフィズス菌と乳酸菌はことごとく胃酸にやられてしまう。残るのは菌の死体と砂糖水、香料。まあ若干のたんぱく質、カルシウムもあるし、エネルギーにはなる。だが目的とする菌はとれない。菌を腸まで届けたいのなら、せめてパンとコーヒー、卵ぐらいは食べてからにしたほうがいいだろう。

もちろん、ヨーグルトのおいしさを楽しんでいるのであって、菌のことはどうでもいいという人は、好きなときに食べればいい。胃腸の調子をよくしたくてビフィズス菌を取り入れたいのならば、胃酸で溶けにくいカプセルに入ったものもある。なにがなんでもきっちり一〇〇％届けなければ気がすまないという頑固な人は、ヨーグルトを注射器に入れて浣腸《かんちょう》するしかない。これぞまさしく、「腸に届け！」である。

そこまではしたくないが、同じヨーグルトを食べて、より高い効果を望む人は、ニンジンといっしょに食べるといい。ニンジンに含まれている成分がビフィズス菌のエサになり、ヨーグルトの働きがよくなるのだ。最近オリゴ糖入りの乳酸菌という商品があるが、あれもオリゴ糖があると乳酸菌が元気になるという同じ理屈だ。

昔コマーシャルで、なまのニンジンをバリバリかじりながらさわやかな笑顔でヨーグルトを食べるというものがあったが、微生物学的に大変正しいコマーシャルだったわけだ。

納豆菌のあのネバネバが体にいい

菌は消化を助けてくれるという話で、忘れてならないのが納豆菌の存在だ。納豆菌は人間の体内にはいないのだが、日本人が非常にお世話になっている菌なので、ここで触れておきたい。

健康にいい食べ物というと、必ず登場するのが納豆である。納豆が体にいいのは、主に二つの要素がある。一つは原料である大豆のたんぱく質が吸収しやすいかたちになっていること。もう一つは、あのネバネバの部分に抗菌作用があることだ。そして、それは両方ともに、納豆菌という菌のなせる業なのだ。

まず一つ目の要素から見てみよう。大豆は優れた食品である。畑の肉などという呼び方もあるほど、良質のたんぱく質を含んでいる。ところが、大豆そのものを食べても、人間の体の持つ能力では、大豆のたんぱく質すべてを吸収することができない。例えば、大豆を炒《い》ったものでは二〇〜三〇％くらいしか吸収できず、あとはカスになって排泄《はいせつ》される。柔らかくしてすりつぶし、豆腐にすると、やっと六〇〜七〇％。ところが納豆になると八〇％ぐらい吸収できる。

　これは、大豆に納豆菌がついてたんぱく質を分解し、人間が吸収しやすいかたちにしてくれているからなのだ（納豆菌は、じつはもっと立派で家柄のよさそうな学名を持っていてバチラスナットーというが、わかりやすく納豆菌と呼んでいる）。納豆菌が蒸した大豆について、そこで大豆の栄養をとり、増えていく。

　菌というものには口も肛門《こうもん》もないのにどうやって栄養をとって生きているのだろう。まず、自分の体の周りに体の中から消化酵素を出して大豆を溶かす。そうやって溶けたものを、今度は逆に膜を通して吸収しているのだ。納豆菌は大好きな条件に置かれて、どんどん分裂して増えていく。増えればそれだけたくさんの酵素が出て、つまりネバネバ成分が出て、臭いにおいも出て、大豆は半分消化された状態となる。

　あのネバネバとにおいがたまらなく好きという人と、絶対イヤだという人に分かれる。イヤだという人は、「あんな、オッサンの靴下みたいなにおいのする腐りかけたものが食べられるかッ！」と怒りだす。その表現はけっこう当たっている。

納豆菌は、ご飯を腐らせたりする菌と同じ仲間に属す。いわゆる腐敗菌の仲間なのである。ただ、他の腐敗菌が納豆菌のような人間に役立つ酵素は出さないだけだ。だから、「腐りかけ」という表現は一面正しい。まあ、菌の働きで、半分消化されているということは、いってみれば納豆菌が出したウンチとオシッコがあのネバネバとにおいの正体だ。こんなことをいうと、納豆大好き派から苦情の嵐《あらし》がきそうだが、ちなみに私は納豆大好き派である。

とにかく、そこまで納豆菌がやってくれたところで、人間は納豆をぐるぐるかき回す。さらにネバネバを増やして納豆菌の働きを活性化させておいて、働いてくれた納豆菌ともども食べてしまうという手順だ。納豆菌は消化の下請け、いやアウトソーシングの役回りということか。

二番目の要素、抗菌作用は、最近とくに話題にされる。納豆菌が出した酵素の中にその名もナットキナーゼというものがある。これは納豆独特のネバネバと、あのにおいのもとで、抗菌作用を持っているというのだ。とくにあのO１５７を殺してしまうという説があって、いまや注目の的だ。

O157対納豆菌の勝負

O157＝一〇億個に対して、納豆菌＝一〇〇万個を用意して、同じところに入れ、三七℃（人間の体温を想定）にしておく。そうすると、二日後には、O157は一〇万個に減り、四日後にはなんとゼロになってしまったという実験結果がある。ということは、O157が体の中に入ったとしても、同時に納豆をいっぱい食べていれば大丈夫だということになる。

ここで、こういう質問があるかもしれない。

「納豆菌は、O157のように強い菌を殺してしまうほどの力を持っているならば、腸内細菌を全部殺してしまうことになり、あの面倒見のいいビフィズス菌までいなくなって、かえってまずいのではないか？」

非常に鋭い、いい質問である。本書をまじめに読んでいる人はエライ。理屈からいうとそのとおり。体をまもる腸内細菌がいなくなっては大変だ。ところが、それが菌の世界の不思議なところで、理屈どおりにはいかないらしい。

倉敷《くらしき》芸術科学大学の須見洋行教授によると、納豆菌はO157など人間の体にダメージを与える菌を殺すが、人間にとって有益な腸内細菌は殺すことがないという。しかも、乳酸菌は納豆菌の登場によってむしろ増えたという。

納豆菌は、人間にとって素晴らしい菌だということになる。だからといって、納豆が死ぬほど嫌いという人にまで、無理に食べさせることはない。納豆ストレスで食事全体を楽しむことができなくなり胃でもこわしてしまえば、何のために「体にいいもの」を求めているのかわからなくなる。

ひと頃、ココアがO157に効くという説が注目された。実際ココアにも有効成分が含まれているが、私の知人は、奥さんのココア責めにすっかり参ってしまった。なにしろ、おかずがサンマであろうがおでんであろうが、食後に必ずココアが出てきて飲めといわれる。全部飲み干すまで奥さんの目が怖い。気の弱い知人はすっかり元気をなくし、胃かいようの一歩手前までいってしまったという。これでは本末転倒だ。食品自体も大事だが、楽しく食事する気分はさらに大事なことはいうまでもない。

納豆に限らず、お茶、辛《から》みの強いダイコン、ワサビなど、昔から食べられてきた食べ物の中に、人間にとって悪い菌を殺してくれるものがいろいろある。古くからの言い伝えには、経験に基づいた知恵がある。梅雨《つゆ》から夏にかけての食中毒が起こりやすい時期には、そうした日本人になじんだ食べ物をうまく活用して、自然なかたちで楽しく食の安全をまもりたいものだ。

手を洗う平均時間は四・七秒

食の安全をまもるといえば、やはり手を洗うに限るということは、誰でもが承知しているだろう。そこで質問だ。

今日あなたがトイレから出てきたとき、どれくらい手を洗いました？　その結果、きれいになりました？

「もうバッチリよ」という人。ハンドソープをたっぷり手にとって、洗うこと五分、すすぎが二分。これを、トイレから出てくるたび、外出から帰るたび、料理にとりかかるたび、あるいは食べるたびにやっている人。いたらおハガキください。

食品関係の仕事をしている人たちは、職場では消毒液も使うし、かなり念入りに洗っていると思う（そう願いたい）。だが、家ではどうだろう。

私が勤務する看護学校の学生たち（全員女性）を対象にして、あるとき調査をした。トイレから出てきたとき、どれくらいの時間をかけて手を洗うか。ただし、これから看護をするというための手洗いではなく、できるかぎり意識しないで、ふだんの生活の中でやっているように洗ってほしいとお願いした。

結果は、平均四・七秒。夏だとちょっと長くなり、冬の寒い朝なんかだと、ピッピッという感じらしい。どうかすると右手だけチョロチョロの水で濡《ぬ》らして終わり。男性はどうだろうと思ったが、駅のトイレなどで見るかぎり、半分くらい洗っていないので、データにならない。

看護学校のデータを採用して、人はだいたい五秒手を洗うということにしよう。この手洗いで、バイキンはどうなっているのか。

まず洗う前に手の表面の菌の数を調べる。手には大腸菌や黄色ブドウ球菌などいろいろな菌がいる。五秒間洗って、もう一回菌の数を調べてみた。そうすると、なんと八〇％の人は、手の表面の菌が増えていた。この結果からみると手を洗わないお父さんたちは、微生物学的に正しいということになる。ホントかいな。

でもいったいなぜ菌は増えたのだろう。

じつは、菌というのは手の表面だけではなくて、毛穴とか汗腺《かんせん》の中に入り込んでいる。手を洗うということは、水に濡らしてもむような感じに手を動かすわけだから、毛穴や汗腺にいた菌が表に出てきてしまうのだ。自分は手を洗って菌を落としたつもりでも、毛穴に潜んでいた菌の中にひょっとすると有毒な食中毒菌がいて、なまじいいいかげんな手洗いをしたばっかりに、手の表面にゴッソリ出てきて食べ物に移ってしまうということもありうる。

手洗いだけで無菌にしようと完璧を期すのなら、まあ、三〇分ほど洗ってほしい。トイレから出て三〇分。それで寒くなってまたオシッコに行ったとしたら、もう一度三〇分……。そうすれば手の表面の毛穴や汗腺に潜む菌は取れる。

ひまで困っているという人には、ぜひ新しい趣味の一つとしておすすめしたいが、普通はやってられない。それができないから消毒薬というものが必要になってくる。だが、ふだんの暮らしの中で、そんなにまで無菌じゃなきゃいけないということはないのだ。ふだんは菌が多少増えようが何しようが、いいかげんな手洗いですませていて問題はない。家でつくる料理の前なら、五秒よりはちょっと長めで一〇秒ぐらい、手を洗ってなんとなくさわやかになったな、という程度で十分だ。

心したい食品関係従事者の手洗い

ふだんはそんなに神経質にならないほうがいい。お母さんが家で食事をつくるときは、お母さんのいつもの手洗いでいい。お母さんの大腸菌を載せたものを食べていていいのだ。つくってすぐ食べれば菌が増えることもなく、多少の菌を殺す力は、人間皆持っている。胃の中にはすごい殺菌力のある胃酸というものがある。胃酸の出が弱くて腸に菌が行ったとしても、数が少なければ食中毒を起こすようなことはなく、それが子供の免疫力につながる。お母さんの大腸菌はかえってあったほうがいいくらいなのだ。

かといって、お母さんたちがあまり自信を持ちすぎるのも困る。食中毒の話を持ち出しても、

「ウチはみーんな丈夫で、夫や子供たちはもちろん、八五歳になるお爺《じい》ちゃんまでピンピンしてるんだから全然平気よ」

と一笑にふされ、バーンと肩かなんか叩《たた》かれてしまう。

ところが問題は、こういう自信にあふれた方々が、けっこう食品関係に従事（社員やパートタイマー）していらっしゃるということだ。

ウン十年間家族の食事を取り仕切ってきて無事だった、という事実は素晴らしい。だが、家庭の場合、ほとんどがつくってすぐ食べる。残り物をとっておいても、温め直したりいろいろ手をかける。菌はいても、食中毒になるほど増えることはめったにない。それでも細かく見ると、家庭の中で食中毒未遂はいろいろ起こっているはずで

ある。お腹をこわした、というくらいのことはたびたびある。食あたりというやつだ。いろいろあるが、まあ無事すんできたのは「ラッキー」に支えられている面もあるし、家族何人かですむから、コトが公にならない場合が多い。料理する人がよほど怪しいものを食べたりして二次感染する以外は、家庭の中の食事は問題が少ない。

しかし、食品製造や給食など不特定多数の人の食事にかかわるということは、家の食事とはまったく別の世界なのだ。大量につくり、何時間か保管し、それを盛りつける。給食ならばそれを配る。小売りにする食品ならば店頭に出し、さらに時間をおいたあとたくさんの人が買う。買った人がそれをどこかに持っていってさらに保管したりしたのち、やっと口にする。菌がどこかの過程でついたとしたら、増える時間はたっぷりあるわけだ。

だから、給食やレストラン、その他食品関係で働くときは、普通の、家族のための食事をつくっているという意識は完全に捨てたほうがいい。まったく違うものをつくっているのだ。立場はアルバイトやパートであっても、少しでも食品加工にかかわる以上は、たくさんの人の食品を扱う専門職である。「清潔にしていなければいけないこと」にかかわっている、という真剣な覚悟が必要だ。いつもの五秒の手洗いで菌を増やしてはダメなのだ、ということは頭に入れておいてほしい。

手の爪、指の股、親指のつけ根をしっかり洗う

食中毒が起きると、「調理の前に必ず手洗いを！」といわれる。だが、これでは食中毒防止の効果は期待できない。いまどき食品関係で、まったく手を洗わずに調理にとりかかる人はまずいないだろう。

問題は、「どんな手洗いをするか」というところにある。

歯医者さんに行くと、正しい歯磨きを指導してくれることがある。ある薬品で歯を赤く染めて、歯ブラシで磨く。ちゃんと磨けたところは赤い薬が落ちる。鏡を見ると、自分では全部きれいに磨いたつもりでも、案外磨き残しが多くて驚く。手洗いも同じことで、洗ったつもりが同じところをこすっていたりして、それほどまんべんなく洗ってはいないはずだ。毎日の習慣でやっていることというのは、いいかげんになりやすい。きちんとしたことが身について習慣化されていればよいが、ついつい安易なほうへと流される。

だいいち、手洗いの仕方を学ぶチャンスなどあまりないだろう。何かのパンフレットやポスターに図解して描いてあっても、自主的にそのとおりやってみる人はまずい

ないだろう。当然とは思うが病院関係では、ちゃんと手洗いの練習がある。手術をするお医者さんや看護師さんたちは、みんな何度も練習している。手のひらはもちろん、指の股《また》、爪《つめ》、手首、肘《ひじ》のあたりまで、一五分ぐらいかけて洗う。消毒薬も使うが、手という複雑な形のものをどうすれば全部きれいにできるか、まじめに学習する。

本当は、食品関係も命を預かる専門職なのだ。不特定多数の人に出す食べ物は慎重に扱う必要がある。手術のための手洗いほど厳重である必要はないが、きちんとした手洗いをみんなで練習したほうがいい。「手洗いしてから、さて仕事」というのではなく、「手洗いは大事な仕事の一つ」として考えたほうがいい。

アメリカの病院関係では、手洗いを三つに分けて考えている。

1　社会的（日常的）手洗い……ふだんトイレから出た後や食事の前にする

2　衛生的手洗い……………これから衛生的なことをしようとするとき

3　手術時手洗い……………医者が手術をする前に行う

つまり、場面に応じた手洗いということだ。家で夕飯を食べる前に手術時のような手洗いをする必要はない。反対に、これから手術というときに、冬で寒いからといってチョロチョロの水でピッピッではすまされない。

同じ食品を扱うときでも、これからジャガイモを洗おうとしているときに、消毒薬を使って手を洗う必要はなく、むしろジャガイモを洗ったあとに念入りに手を洗ったほうがいい。

また、刺身の盛りつけをしようというときに五秒の手洗いでは困る。要するに、いま自分はどんなことをしたのか、そしてこれから自分が何をしようとしているのかを、はっきり自覚して行動に合った手洗いができればいい。

三つの手洗いの解説と、衛生的手洗いの具体的な方法は、5章に掲載してあるので、ぜひ一度小学校一年生の初々《ういうい》しい気分で図のとおり洗ってみてほしいのだが、ここでは要点だけ記しておこう。

いちばん洗いそこねやすいのは、次の三か所。爪の間と指の股と親指のつけ根だ。指を開かず手のひらだけを何度もこすり洗いするだけでは、この三か所はうまく洗えていないはずだ。上手な手洗いの基本は、この三か所を意識すること、そして指の股を大きく開くこと、と覚えてほしい。

菌の威力はトイレットペーパー三六枚重ね

そもそもなんで手を洗うのか。ベタベタしていたり、ほこりがついたり汗臭かったりすれば洗うのは当然だ。洗いなさいと人にいわれなくても洗いたくなる。だが、そんなに汚れているとは見えなくても、人は手を洗うように教育され、その結果、トイレから出るとなかば条件反射のように洗面所の蛇口の下に手をやって水に触れる。落としたい相手は単なる「汚れ」でなく、「バイキン」だ。それなのに、先ほどの調査に見るように、人は案外いいかげんな手洗いですませてしまう。清潔志向で「抗菌」の洗浄剤を使いはしても、トイレのたびに一日何度もがむしゃらに洗っている人は少ない。

手洗いの実態のうやむやさは、やはり菌が目に見えないということからくるのだろう。

例えばトイレの場合。トイレから出たあとの手はなんで汚いのか。お尻《しり》の拭《ふ》き方に失敗して、ウンチが手についたとしたら、それは誰でも必死になってゴシゴシ洗うだろう。いまは温水でお尻を洗えるトイレが多くなったが、ここではまず、ウンチのあと紙で拭いた場合をじっくり考えてみよう。上手に拭けたとして、手は見た目には全然汚れていない。においもしない。手は汚いか汚くないか。

答えは、やはり汚いのだ。汚いという表現はあいまいだが、菌でいっぱいということは確実だ。じつはウンチというのは、あとから詳しく述べるがその正体は大半が菌である。菌は目に見えないほど小さい。紙で拭いたとして、紙の目など楽々通過する。トイレットペーパーは水に溶けやすくできていて、ずいぶん粗目《あらめ》だからなおさらだ。見た目のウンチは紙の表面にだけ残るが、ウンチの中の菌は紙を通過して、通過した先には手があるわけだから当然、菌が手につく。

世の中には、さまざまな実験をしている人たちがいるもので、普通のトイレットペーパーを重ねてお尻を拭いたときに、何枚目の紙まで菌がついているのか、調べた結果がある（持永泰輔「ふん便の特殊性と糞便汚染指標菌《大腸菌》の測定」"J. Antibact. Antifung. Agents" Vol. 19, No 9, 1991）。

平均的厚さのトイレットペーパー（シングルとダブルがあるが、ダブルはもともとの一枚が薄くできているから、ダブルは二枚重ね一組で一枚と考える）を、あなたは何枚ぐらい重ねているだろうか。二枚ぐらいという人から、ともかくトイレットペーパーをカラカラ引っ張り出してグルグル巻いて十何枚重ねという人までさまざまだと思う。

紙でお尻を拭くときには、手でギュッと押さえつける。実験ではその圧力も計算して、紙を重ねて圧力をかけたところに人工ウンチ汁を落としていき、紙一枚ずつ菌がいるかどうか見ていく。その結果は、じつに三六枚目にしてはじめて菌の姿が見つからなかったというものだ。三六枚重ねて五回も拭くと、トイレットペーパー一個半という計算だ。

トイレに入るとき、駅で配ってるポケットティッシュではとうてい足りず、ロール二個持って入らねば手に菌がつくということになる。

そんな人はいないから、多くの人は手に菌をつけてトイレから出てくる。だから、手を洗う前に、その手で自分の下着にも触る。ドアの取っ手も触る。自動でなければ水道の蛇口にも触る。もうありとあらゆるところに菌をつけまくっている。そして、手を洗っても五秒ですませて菌を増やす。この世は菌でいっぱいだ。

もし私たちの体が無菌だったら

ところでウンチっていったい何なのだろうか。

大人は平均して一日に一〇〇〜一五〇グラムのウンチを出す。三〇〇グラムという人は食いすぎ！「この一〇〇〜一五〇グラムのものの中身は、何だと思いますか」と、質問すると、大概の人は食べ物のカス、消化できなかったものだと答える。もちろんそれもある。野菜中心の食事の人はカスも多く出てウンチの量も増える。だが、食べ物のカスはウンチの主体ではない。

例えば、ハンバーガーのパンを一個、ギューッと握りつぶしてみてほしい。びっくりするほど小さくなるものだ。そして、中のハンバーグ。多くの場合、ひき肉というよりはハラミのような脂肪分の多い部位を、ミンチしたものを成形してある。ということは筋もほとんどなく、楽々消化吸収される（それゆえ、ハンバーガーを常食すると太りやすい）。あとは、タマネギとかピクルス、トマトケチャップ、レタスの切れ端……。未消化になりそうなものはほんの少しだ。こういうものを三食食べたとしても、実際には一日一〇〇グラムくらいのウンチは出る。

じゃあ何が出ているのかというと、ウンチの三分の二ぐらいは、じつは菌と菌の死《し》骸《がい》なのである。「私はいつもヨーグルト食べてお腹きれいだから、菌なんかいないわ」という人。そういう人ほどたくさん菌はいる。いたほうが健康なのだ。

人間の体表にはブドウ球菌などの常在菌がいるように、腸にも菌がいる。おなじみ大腸菌や、ヨーグルトの材料でもあるビフィズス菌や乳酸菌などで、まとめて腸内細菌と呼んでいる。腸内細菌は、大人のお腹に一〜一・五キログラムくらいはいる。それがウンチとなって排出されるのだ。糞便一グラムの中に一〇の一一乗（一〇〇〇億）個くらいいる。

こんなに菌がいていったい何をしているのか。もちろん彼らは、そこでひたすら生きているだけなのだが、じつは、彼らがいるおかげで人間はとても助かっている。食べ物の消化を助けてもらっているのだ。

人間が何かを食べてそれが栄養になるというのは、食べ物を、人間が本来持つ消化液や酵素で溶かして腸壁から吸収するということだ。ところが、酵素の能力だけでは消化できないものがたくさんある。まだ腸内細菌の少ない赤ちゃんが、サーロインステーキを食べられないのは、歯がないためばかりではない。酵素だけでは肉はうまく消化しきれないからだ。大人がサーロインステーキを食べてお腹をこわさないのは、その消化を腸内細菌が引き受けてくれているおかげなのである。

食べ物が胃から腸にやって来て、まだ未消化のものに腸内細菌がくっつく。菌がそこで分解し、排泄したものを人間は腸壁で吸収している。菌はこのとき何種類ものビタミンまでつくってくれるから、自然に栄養補給ができているのだ。もしわれわれの体が無菌だったら、グルメなんていっていられない。いまの食事と同じものを食べたとしたら、毎日下痢をして全然栄養もとれず、とてもつらい。

オナラで家族団欒

赤ちゃんは腸内細菌が少ないといったが、腸内細菌はどこでもらうのだろうか。
もともとお母さんのお腹にいる胎児は、無菌状態だ。お母さんの膣《ちつ》には常在菌として乳酸桿菌《かんきん》という乳酸菌がいて、外から何かの菌が侵入しようとするとことごとくやっつけて赤ちゃんをまもっている。胎児はまったく汚れなき存在だ。赤ちゃんは無菌だ。それが、お母さんの体外に出てくるとき、つまり生まれる瞬間に、お母さんの腸内細菌をもらう。

普通分娩《ぶんべん》で生まれると、赤ちゃんが顔を出した近くにはたいがいお母さんのウンチが存在する。それは汚いことではなく喜ばしいことである。赤ちゃんがこれから菌がいっぱいの世の中で丈夫に生きていくために必要な、菌の受け渡し法なのだ。もっとも、最近の産院では、お母さんの肛門にふたをしてウンチが出ないように工夫しているところもある。また、帝王切開も増えている。お母さんのウンチがなくても空気中にはさまざまな菌があるし、お母さんのお尻一帯に腸内細菌の名残がついているわけだから、赤ちゃんは無事腸内細菌を獲得できるが、理想的には、お産のときなるべくウンチも同時に出し、よいフン囲気をつくってあげることだ。

赤ちゃんの腸内細菌は、お母さんからもらったものだけでは、まだ普通の食事が消化できるほど十分ではない。不浄の世の中に慣れるにしたがって増えていく。空気中に漂う菌。食べ物についている菌。うっかりなめた土の中の菌。いろいろだ。

あまりたくさんの菌が一度に入ればお腹をこわしたり病気になるが、適度な量の菌が入っていかなければ、いつまでたっても腸内細菌が不十分で、腸が弱く病気にもかかりやすくなる。だから、生まれたての赤ちゃんには、哺乳瓶《ほにゅうびん》など殺菌消毒したりして神経を配ることも大事だが、少し育ってきたら、あまり神経質になってはかえって丈夫に育たなくなる。何度かお腹をこわすことで、免疫もついてくるのだ。

子供が育つうえで何が大事か、意見はさまざまだろうが、腸内細菌の立場からいわせていただくなら、家族はなるべくいっしょの部屋で過ごすということだ。これは難しく考えていただかなくていい。いっしょにゲームやトランプをして無理に和《なご》やかに過ごそうとしなくてもよい。ただ、いっしょの部屋に家族みんなでいることが必要だ。そこで各々好きな格好で好きなことをしてくつろぐ。お父さんはごろ寝でゴルフ番組を見て、お母さんは煎餅《せんべい》片手にガーデニングの本でも眺める。お姉ちゃんはボーイフレンドと携帯でメールのやり取りにいそしみ、弟はプレステかなんかに夢中。これでよい。

こうして三〇分もすると、お父さんはかなりくつろいできて、ブーッと一発放つ。「やだもう、お父さんの臭いんだからあ」とお姉ちゃんが露骨にイヤな顔をする。お母さんも負けずにプーッとやる。弟はおかまいなしでゲームしているが、お姉ちゃんは「もう、おとうさんもおかあさんもサイテー」と新聞紙であおいでいる。

お姉ちゃんは露骨にイヤな顔をしていても、自分だってオナラをしたことがない、というわけではない。一日一〜一・五リットルくらいみんなしている。音が出るか出ないか、臭いか臭くないかは別として、肛門からガスとして出ているものがそれくらいの量になる。

オナラというのは、食べ物といっしょに入った空気が胃から腸に行ったものと、消化の際に発酵して出てきたガスとがいっしょになって肛門から出てくるものだ。大腸菌はじめ、腸内細菌がいっぱい入っているのは当然だ。だから、お父さんがブーッとやって、お姉ちゃんが「臭いッ！」といった瞬間、お父さんの大腸菌はもうすでにお姉ちゃんの鼻の穴についている。そこへお母さんも参加すれば、居間の中に、大腸菌がふわーッと充満して、一家団欒《だんらん》の姿となる。

このお父さんお母さんはサイテーどころか、じつに立派に親の責任を果たしている。

子供たちに腸内細菌を与えてお腹を丈夫にしているのだ。家族の絆《きずな》とは、つまり同じ腸内細菌で結ばれるものということになる。

家庭で十分「一家団欒」していれば、子供は徐々に鍛えられ、免疫ができていく。だんだん活動範囲を広げ、少々のことでは体の具合が悪くなることがなくなる。だが、この同じ腸内細菌が、食べ物について大増殖したものを食べてしまうとえらいことになる。お腹をこわすくらいならまだいいが、その菌が食中毒菌であれば当然食中毒が起きる。

だから、大勢の人の腸内細菌がいっぱい充満しているであろう公共のトイレを使ったあと、人に提供する食品にかかわることをする場合は神経を尖《とが》らせなければならない。公共のトイレには大勢の人のたくさんの種類の腸内細菌が充満していて、そこかしこに菌がいる。ときには食中毒原因菌も混ざっていることもある。と同時に、わが身にもわが腸内細菌がいっぱいついている。公共トイレは菌の交換会の場でもある。

腸内細菌はウンチとオナラによって体の外へ出る。オナラというのは、必ずしも自分の意思とは関係なく出る。「おお、出た！」と自他ともにわかる場合だけでなく、歩きながら、あるいはちょっとかがんだ拍子、など生活の中でちょっとずつ出ている。

そうすると、オナラの出る肛門を覆っているパンツというのは、大腸菌をはじめとする腸内細菌だらけということになる。パンツを毎日取り替える必然は、ここにあるのだ。つまり、裏は汚れてないから一日はいたら裏返す、というのではまったく意味がない。表であろうが裏であろうが菌だらけだ。これもちゃんと調べた人がいて、同じパンツをずっとはいていると、二日目にはパンツのどの部分からも大腸菌が検出され、三日目ともなるとそれが広がって、シャツの胸辺りまで汚染される。

そういうパンツというものを、トイレに入ったときは手で触るのだから、自分の腸内細菌がどうしても手についてしまう。ウンチを紙で拭かず温水で肛門を洗い流したとしても、下着の上げ下ろしをすれば、もう手には菌がついている。

あまり気にしすぎて、使い捨ての無菌マントを着てトイレに入るという事態が起きても困るが、他人に提供する食品に手を直接触れるようなときは、「この世とわが身は菌でいっぱい」ということを忘れないようにして、よく手を洗いたい。

風邪予防は手洗いと、うがいと、目洗い

風邪の予防というと、うがいが一番にあがるだろう。人混《ひとご》みに行くときにマスクをする人もいる。たしかにほこりはマスクでいくらかガードはできるかもしれない。だ

が、風邪の菌が体内に入ってくるのは呼吸器からばかりではない。

風邪は、正しくは風邪症候群という。普通の風邪とインフルエンザを含んだものだ。インフルエンザのウイルスは、北のほうから寒波に乗ってやって来るとか、渡り鳥が運んでくるなどといわれているが、まだよくわかっていないことが多い。

運ばれてきたウイルスは空気中を漂って、いろいろなところにつく。床にも落ちる。そして、あちこち触る手について、体内に入ることが最も多いのだ。そしてウイルスは、のど、鼻、目の粘膜にもつく。風邪と目は無関係のように思えるが、目は鼻とのどに大変近いところにあって、奥のほうでつながっている。目の粘膜についたウイルスはのどのところに下りてきて体内へと運ばれるのだ。

だから、うがいをしても風邪対策にそれだけで万全とはいえない。できれば塩を入れたぬるま湯を鼻の穴から通す鼻うがいもする。目もよく洗う。そして、手をよく洗うこと。風邪の季節には、先に述べた衛生学的手洗い（くわしくは5章参照）をしよう。

食中毒も風邪も、菌から身をまもるには、まず手洗い、と覚えておこう。

子供のO157の原因は親父のケツ!

会社帰りに寄った焼き肉屋で食中毒の話をしていると、「オレは昔から体育会系で鍛えてるから、何食ったって平気なんだ。だいたいいまのヤツら弱すぎるんだよ」などという人がいる。みんなが「やめとけば」といっても、ヘラヘラ笑ってわざとO157の菌がいそうなレバ刺しを食う。翌朝、元気満々出社して「な! なまレバー食ったって平気だろ?」と、鼻息も荒い。そういう胃丈夫はたしかにいる。

そんな〝胃丈夫君〟の小学校一年の息子が下痢をする。病院に連れて行くとO157だという。えっ、こいつもレバ刺し食ったのか? と思うがそんなことはない。まず給食が疑われるが、ほかの子供はピンピンしている。夕食も問題ない。ほかの家族はなんともない。原因がつかめないうちに、息子は幸いなことに回復、退院する。原因はわからずじまいで騒ぎはおさまってしまう。

こういう場合、じつは父親である胃丈夫君が原因とみられる。いったいなぜ?

なまレバーがすべて危険というわけではないが、胃丈夫君の食べたレバ刺し、つまりなまレバーには、不幸にもＯ１５７の菌がついていた。菌の数も少ないし、彼は自分でいうように、何食ったって平気な強い体だから、何の症状も出ない。しかし、レバーについていたＯ１５７の菌は、彼の腸の中で生きている。

つまり、非常に健康なのだが生きたＯ１５７菌を持っている、「健康保菌者」あるいは「キャリア」と呼ばれる人になったのだ。彼自身は、自分がそんな菌を持っているとはまったく気づいていない。

彼の行動を細かく追ってみよう。

丈夫な彼はレバーを食べた次の日、気持ちよく朝の排便をすます。会社で仕事をしながら、ちょっとオナラをしたりもするだろう。そうすると肛門の周りはいうに及ばず、パンツ全体、背中まで腸内細菌が散らばっていく。その中にはＯ１５７もいる。一所懸命仕事をする彼は、汗もかく。座りっ放しでパンツの中は湿気でいっぱい。想像するだけでおぞましいが、菌にとっては最高の居心地だ。着々と菌は増えていく。

ここで彼が屋上に行って、お尻を出して日光浴でもすれば、Ｏ１５７といえども死ぬだろうが、残念ながら日本のサラリーマンにお尻を日に干す習慣はない。妻の用意してくれた抗菌下着を身に着けていても、一日中身に着けていればそうは効くものではない。混《こ》んだ電車でさらに菌を培養しつつ帰宅する。早めに帰った彼は、息子と風呂に入る。いっしょに入るのはひさびさだから、はしゃいで体もよく洗わず二人してザブーンと湯船につかる。途端に彼の体について培養されていたあまたの菌が散らばり、O157風呂となる。

息子は、「今日学校のプールでね、潜れるようになったんだよ」と湯に潜り、一〇数えてプハー、などとやっている。口から菌が入り、O157に感染してしまった……。

そんなばかな、と笑い飛ばさないでほしい。自分は丈夫だから食中毒なんかにはからないと豪語する人が健康保菌者となったときに、周りの弱者に不幸が及ぶ可能性はおおいにあるのだ。

ここで弱者というのは、免疫、抵抗力の低い人を指す。子供や老人、病人、妊娠している人。また、病気とまではいかなくても非常に疲れていたり、激しい運動をしたあとの人も免疫が低くなっている。そういうときにも菌に感染しやすい。胃丈夫君の息子は、ふだん父親に似て丈夫だったとしても、やはり小学校一年生の体力は大人と同じではないし、その日学校のプールで泳いできて、かなり体力を消耗していたかもしれない。

普通、食中毒というのは、一つの食品の中に食中毒を起こす菌が一〇の七～八乗

（一〇〇〇万〜一億）個くらいないと起こらない。

ところが、O157の怖いところは、菌の数が一〇〇個以下でも子供など弱い人は感染・発症してしまうのだ（O157については次章でまたくわしく述べる）。菌が一〇〇個というのはどれくらいのものか。一個二ミクロンのものがずーっと並んだとして二〇〇ミクロン。一ミリの一〇分の二。そんなもの肉眼では見えない。健康保菌者である父親のお尻についていた菌はたぶん何万個という数になっているだろう。その菌の混ざった湯の中で、たまたま免疫力の落ちている子供が泳いで感染するという仮説は十分成り立つのだ。

一九九六年に大阪堺《さかい》市で大規模なO157集団食中毒が起きたときは、日本中大騒ぎになった。その後あまり騒がれないが、ときどき各地でO157による食中毒が起きて新聞の地方版に載る。子供になまレバーを食べさせて感染した事例もあり、そういう場合は原因がはっきりしているが、多くは原因がつかめない。いったい何が悪かったのか、みんな不思議に思う。

だが、その子供の周囲に健康保菌者である大人がいるとすれば、子供が感染するのはちっとも不思議ではない。原因は、さっきの例のように親父《おやじ》のケツかもしれないし、お母さんの手かもしれない。健康保菌者であるコックさんの手かもしれない。丈夫な人ほど健康保菌者となる可能性は高く、感染原因となりやすい。たまたま運動会で疲れていたり、風邪を引いていたり、遅くまで試験勉強してぐったりしている子供に、何かのきっかけで感染させてしまうことがある。だから、どんなに自分は丈夫で平気だからといって、食中毒になりそうなものをわざわざ食べるのはやめたほうがいい。

あらためて、ここで質問しよう。「Ｏ１５７のついた食品を食べたらどうなるでしょう?」

Ｏ１５７食中毒になる、と答えた人、あなたの答えはまちがっている。ほとんどの人は食中毒症状をあらわすことなく、腸内でＯ１５７は生きている。この状態の人を健康保菌者という。下痢もしない、発熱もしなければ決して病院に行って検査することもない。食中毒だと思ってないのだから。

一日くらいお腹の調子が悪くても、毎日普通のお通じがあれば、これも食中毒だとは思わない。ちょっとした食あたりですませる。しかしＯ１５７は腸内で生存している。そして排出されている。

いま、あなたは、本当にＯ１５７は保菌していないですね。本当ですか?

プールに入る前のエチケット

風呂で感染するとすれば、プールだって危険性はある。水の量が多いし、消毒しているから菌は薄まるが、完全無菌状態というわけにはいかない。プールに入る前には必ずシャワーのある部屋を通る仕組みになっているところが多いが、真っ裸になって全身きれいに洗う人はまずいない。水着を着てその上から濡らす、という感じだ。

それに対してプールから上がったあとには、けっこうみんなよく洗っている。スポーツクラブなんかだと、ジャグジーやサウナに入ってすっかりアカを落として帰る。たぶんみんな、プールの水の汚れや消毒薬の害を自分の体に寄せつけたくないという気持ちがあるからだろう。

免疫力の落ちているときに、プールでいろいろな病気をもらうことはままあることだから、子供はとくに目を洗ってうがいをしたほうがいいだろう。体や髪も洗って消毒薬を落としたほうがいい。だが、元気な大人がプールの水の汚れを落とそうと一所懸命になっているとき、ちょっと尋ねたいことがある。

「そういうあなたがプールに入る前の体の汚れはどうなのだ、あなたは水を汚さなかったのか……？」

みんな自分はきれいだと思っている。プールの水の汚れは、ちっちゃな子が中でオシッコするからだと思っている。それもあるだろうが、もっと重大な汚れは、大人のお尻周辺から出ているとは誰も思わない。見た目にはきれいでもプールの中は目には見えない細菌でいっぱいなのだ。プールに行く直前に全身洗ってお風呂に入ってくる人はまずいない。当然、ウンチやオナラをしたときに出てきた腸内細菌がお尻周辺にくっついているし、二、三日髪を洗ってないとすれば黄色ブドウ球菌も増えているだろう。

プールの水は消毒液が入っているし、体の弱っている子供は入らないように注意されているはずだから、それがすぐ害になることは少ない。あまり神経質になっても困るが、ともかく自分だけはきれいだという考えは持たないほうがいい。もしかすると、O157のような怖い菌の健康保菌者かもしれない。健康保菌者の問題は、O157に限ったことではなく、さまざまな種類の大腸菌、サルモネラ属菌など食中毒を起こす菌全部の問題だ。

健康で丈夫な人ほど、私は汚いと自覚して、菌をばらまいて弱い人に被害を与えないようにしよう。それが本当のレディーとジェントルマンの謙虚さにつながる。とりあえず、レディーとジェントルマンは、まず風呂に入るか、念入りにシャワーで体を洗って自分の体をきれいにしてからプールに入ることだ。

「流し湯って何？」

そこで、風呂に入るときだが、湯船に入る前には流し湯をするというのは、最低限のエチケットだ。銭湯など共同風呂が主流だった頃には、親や銭湯に来ている大人たちが、子供にうるさく教えていた。

ところが、家庭に風呂があるのが当たり前の現在、そうした基本的マナーは教えられることが少なくなった。だから、旅館の大きな風呂に行くと、舞い上がった子供は、入り口からダダダッと走ってジャボーンと飛び込んだりする。一度よその子供に、「流し湯ぐらいしろ！」といってみたことがあるのだが、「流し湯って何？」と聞かれて注意する気力を失ってしまった。こうやって育つから、大人になってもエチケットなどない。冬の露天風呂は寒いから、いきなり湯船に飛び込んでくるわ、湯船にタオルを入れるわ、自分の座った風呂の腰かけも洗い流さないわ、もう目も当てられない。

これを読んでる人の中にも、流し湯って何それ、と思ってる人もいるはずだ。

流し湯というのは、風呂で湯船につかる前に、体に湯をかけて洗い流すこと。かかり湯ともいう。もちろん流し湯だけでなく、せっけんできれいに洗ってから入るのがいちばんいいが、寒くて早く体を温めたいときは、洗うのはあとにして湯につかることもあるだろう。そんなときに、せめて流し湯をして体の汚れをざっと落としてから湯船につかりましょうというわけだ。いきなり湯につかっては血圧にもよくないということもあろう。まあ、ほとんどの人は自然にやってることだが、健康保菌者問題を知ってしまったからには、ぜひ意識的に体を洗い、また流し湯に励んでほしい。

健康保菌者問題を意識している人と、していない人では体の洗い方はまったく違ってくるはずだ。最近は清潔好きの人が多いから、ボディーシャンプーや何かで盛大に泡を立ててけっこう熱心に体を洗う人が多い。だが、泡の多さが効果とは結びつかない。こういう人でも体の前側はかなり念入りに洗うのだが、後ろ側はそうでもないことが多いのだ。背中はブラシかなんか使ってごしごしやるのだが、肝心のところはおざなりだ。

肝心のところ、つまりお尻の穴周辺である。微生物学的立場からいえば、もうそこだけでいいというくらいなのに、誰も本気で洗っていない。興味のある人は、旅館の風呂で一度じっくり観察してみるといい。お尻洗いに人はどれくらいの時間をかけるものか……。温水の出るタイプのトイレで十分洗ってきてくれればまだいいのだが、あれも肛門集中型であって、広く周辺部までは面倒見きれない。やはり風呂場でちゃんと洗うに越したことはない。

健康保菌者問題を意識している人というのは、当然常在菌問題にも精通しているから、やみくもに泡を立てることはない。ひと味違う体洗いとなる。体全体を流したら、せっけんを軽く使って腋とか陰部をよく洗い、おもむろにお尻周辺洗いにとりかかる。足の指の股もよく洗う。もちろん髪も洗う。汗ばんで菌が増殖する場所をよく知ってこその極意だ。そして、そんなに泡も立てず、あまりごしごし洗わない。えっ、それで終わり？　というくらい案外あっさりした洗い方だ。お尻を中心に洗うべきツボを心得、洗いすぎの弊害も心得ているからだ。

洗浄力の高いものを使って体を洗うことに、あまり熱心になるのはよろしくない。体の表面に常在菌がいるということは前に書いた。その常在菌がせっかく他の菌が侵入するのを防ぐバリアとなっているのに、洗浄力の高いもので洗いすぎると、そのバリアまでわざわざ全部殺してしまうことになる。洗いすぎた体の表面は、非常に無防備な状態となってしまう。そこでいろいろ高価な乳液だのを使って補修すれば一時的には肌は傷まないかもしれないが、繰り返しているとどうしても肌は傷みかさかさしてくる。

洗いすぎなければ、どんな高価な乳液もかなわない自然のバリアで肌は健康に保たれる。

そういうわけで、肝心なところをよく洗い、その他はあっさりと洗い、よく流して入れば風呂ほど快適なものはない。食中毒の加害者になることもない。これからはぜひ、「湯船の前にはケツ洗い」と、覚えていただきたい。

人間の体が持つ防御システム

これまで述べてきたように、食中毒菌は身の回りにごろごろしている。菌が増える条件もたくさんある。だが、食中毒から身をまもろうとするあまり、やたらと消毒だ抗菌グッズだと頼りすぎもよくない。「いったいどうすればいいんだ！」と、怒りたいところだが、それがいちばんよくない。怒ると、体のさまざまな機能に悪循環が生まれるからだ。

人間の体には食中毒を防ぐ防御システムが備わっていて、そうそうやられっ放しではないのだ。この防御システムをちゃんと維持していれば、安易に強い薬に頼らずにすむ。システム維持の根本は、穏やかで安定した気分だ。順番に見てみよう。

1　胃酸

胃には胃酸というものが出ている。ヨーグルトの説明のときに述べたように、この胃酸はかなりの強酸である。だから、食べたものに菌がついていても、胃酸に当たってしまえばほとんどの菌は死んでしまう。赤痢菌やコレラ菌のような強い菌も死ぬほどだ。ただし、胃酸がちゃんと出ていなければ、いくら胃を通過しても菌は死なない。いつもいつも満腹状態では胃酸は薄まって一部の菌は、生きたまま腸に行くことになってしまう。そして、サルモネラやO157の菌は、なんと胃酸では死ににくい。この二つの食中毒菌が特殊なものとされるゆえんだ。

2　腸のぜんどう運動

異常を感じたとき、胃というものはおう吐して体外に異常なものを出してしまうことができる。だが十二指腸まで入ってきてしまうと、もう上にはあがらない。あとは下へ下へと向かうだけだ。下に下げていくために腸が動く。この動きをぜんどう運動といっている。腸がぜんどう運動をして腸の内容物が下へ向かう速度は、二ミクロン程度の微生物にとっては、ものすごいスピードだ。胃酸を逃れてきた新顔の菌にとって水分と栄養たっぷりの腸は、繁殖に最適な場所だが、腸の動きが活発だと元気な腸内細菌にも攻撃され、繁殖のひまもなく押し出される。

腸が正常にぜんどう運動をするということは、いちばん下の排泄もうまくいっているということだ。ぜんどう運動がうまくいかないから便秘にもなり、便秘をしだすと、ぜんどう運動もうまくいかなくなる。食べたものをせっせと消化して一日一回出していれば、食中毒菌が入っていたとしても、どんどん出していこうとする腸の働きで菌は討ち死に、通過してしまうことが多い。便秘していれば腸の中で新顔の菌が増殖し、腸内細菌にも勝って、食中毒が起きる可能性は大きくなるということだ。

便秘は美容の大敵ともいわれる。たしかに便秘を治せば肌荒れなど治るだろう。それ以上美しくなるかどうかはともかくとして、食中毒防止のために便秘は早く治したほうがいい。

3　免疫力

免疫という言葉は、ふだんの生活でもいろいろに使われる。賭《か》けごとも酒も女遊びも知らずにまじめ一方で生きてきた男が、年を経てから急に家庭もかえりみずに遊びだし人生を狂わせてしまうことがある。だから、一〇代二〇代から、遊びやちょっとぐらい悪いことも経験して、免疫をつけておいたほうがいい、などというように。

医学的にいうと、免疫の基本は抗原抗体反応などという難しい用語を出して説明しなければならない。ここではごく簡単に説明しておこう。

免疫というのは、体が自分以外のもの、体に悪影響を及ぼすものが入ってきたときにそれを認識して、やっつける能力を持つことだ。出合ったことのない菌が急に入ってくると、初めはどうしていいかわからないが、何度も入ってくるうちに、「こうきたらこう」という対処の仕方がわかる。その方法を獲得したとき、免疫ができたということになる。そして、けっこう強い菌が入ってきても体のほうで菌を殺す力を持てば持つほど、免疫力が高いといわれる。

旅慣れた人は、現地の水や食べ物でもお腹をこわさなくなる。あちこちの菌と出合うことによって、体のほうも菌に慣れっこになる。菌が入ってくると、体も「ああこの菌ね」と、軽々対処できるようになるわけだ。人間ある程度「スレる」ことで強くなる。

4 腸内細菌

何度も述べてきたように、人間の体にはさまざまな常在菌がいる。体の表面にいる常在菌は、空気中にいる菌や付着する菌の侵入を阻んでいる。そして、腸内細菌は、腸までやって来た新顔の菌と戦っている。食中毒を防御するシステムとして、腸内細菌は欠かせないものだ。

腸内細菌は、大人で平均一〜一・五キログラム、種類はじつに一〇〇種類ほど、数にすると一〇〇兆個にもなる。これはすごい数だと誰もが思うが、どうすごいかというと、人間の体細胞が全身で六〇兆個だから、なんと人間自身の細胞の数よりも、腸内細菌の数のほうが多いという、そういう数字なのだ。菌という名前だけで毛嫌いしていては、人間とても生きてはいけない。

腸内細菌は、腸管に、種類ごとにまとまって棲んでいる。ビフィズス菌はビフィズス菌、大腸菌は大腸菌でだいたい固まって棲むという感じだ。一〇〇兆個もの菌が腸管に棲んでいるなんて、気持ち悪いと思う人も多いだろうが、顕微鏡で見るととても美しい。これは、私の美的感覚がおかしいわけではない。お花畑にたとえて、「腸内菌フローラ」という名前までついている。

菌の世界にも派閥があって、菌同士、他の菌とは仲良くしない。だから、定住している菌は、それぞれうまく棲み分けているが、新顔が入ってこようものなら大変だ。みんなで寄ってたかってしつこく攻撃する。よっぽど図太いヤツでないと、爆発的に増殖することなどできない。この腸内細菌の派閥意識が、結果として食中毒の防御システムになっているというわけだ。

5　体表の細胞が生まれ変わる

人間の体は常に菌に囲まれている。空気中に漂う菌が体表から侵入しようとするとどうなるだろう。菌が皮膚につくと、まず体表にいる常在菌が攻撃する。体内から出る皮脂に含まれる酸も菌を殺す。それでも菌が皮膚に残っていることもある。そこで、最後の手がある。菌のついた体表の細胞がポロッと取れて新しい細胞になるのである。体の表面の細胞というのは、意外なことに二、三日で入れ替わっている。この機能は、外敵から身をまもるうえで非常に重要なことだ。

いまあげた五つの防御システムの機能が常に順調に働くためには、すべての内臓の働きも重要であるし、ホルモンなども正常に働いていなくてはならない。体は全体で一つのものであって、そこにはもちろん精神状態のよさも含まれる。体を健康に保つことは食中毒菌など、外からやって来るものに対しての危機管理なのだ。

食中毒を防御するために、抗菌グッズや強い薬より何よりも、まず自分の体が持っている優れた機能が最良に働くように、いつも点検整備しておきたい。

2章　食中毒はなぜ起きる

においのが危ない！

テレビや新聞で食中毒のニュースが報じられると、多くの人はまず、なんと気の毒な、と思うが、次に「なんでそんな傷んだものを食べたの？」と思ってしまう。「なんでわからなかったの？」と。

この疑問はごく自然なものだが、じつはこの疑問にこそ、これほど科学が進んだ世の中でも食中毒がなくならない理由が潜んでいるのだ。

目の前の食べ物が安全かどうか。われわれ人間は本能的に五感で判断する。

食品の場合、耳はあまり出番がない。スイカが熟《う》れているかどうか、てんぷらの揚がり具合はどうかを耳で判断する達人もいるが、安全性となると視覚、嗅覚《きゅうかく》、味覚、触覚の四感と、第六感、勘というもので判断する。

まず目で見る。ハムの色は薄いピンクだがこれは周りが黄色くなっているように見える。あやしい。で、鼻で嗅《か》いでみる。まあ変なにおいがしないこともないがそうでもないか。次は味だ。む、ちょっと酸《す》っぱいかな。触ってみることもある。なんかズワッとやわらか。糸を引く。やめておこう、となる。

お母さんたちはこれを日常頻繁に、しかもあまり時間もかけずに「これは大丈夫、これはまあお父さんならいいか。これはポチのご飯だわね」などとやっている。この嗅ぎ分け、ランク分けが瞬時にできてこそベテラン主婦と呼ばれる。「嗅ぎ分け道」というものができてもよさそうなほど見事な技だ。

ところが、こんな鋭い主婦が二〇〇人ほど集まった東京のホテルのパーティーで、食中毒が起きた。原因食品はカクテルサラダのエビだ。主婦といっても二〇代から五〇代まで幅広い年齢層だ。二〇代だけだったとしたら、まだ嗅ぎ分け道初段ばかりという可能性もあるが、五〇代、つまりは嗅ぎ分け道の十段から師範クラスも揃《そろ》うなかでのことである。傷んでいればわからないはずがない。また、結婚式などの場合と違って、わかってはいても黙っていることなどあろうはずもない。「ちょっと。これおかしくない？」と、師範クラスが言いだせば、全員嗅ぎ分けの技を繰り出しエビは切って捨てられる。

ところがこのときは誰もわからなかった。そして、大規模な食中毒となってしまった。その理由は、パーティーのゲストが特別いい男で勘が鈍ってしまったわけではない。食中毒には嗅ぎ分け道が通用しないからである。

細菌性食中毒は、食中毒を起こす菌が食品について繁殖して起こる。食中毒菌が繁殖した食品はどんな状態か？

1　臭くなる

2　色が変わる

3　酸っぱくなる

1〜3、全部不正解。正解は見た目もにおいも味も変化ないのである。エビはエビのにおい、味、色、プリプリ感を保ったまま。1〜3のような変化は、食中毒菌でなく、腐敗菌が食品について増えたときの変化だ。つまり、嗅ぎ分け道をどんなにきわめても、食中毒菌が繁殖して食中毒になるかどうか、知ることができないのだ。

ここで、鋭い主婦からこういう質問が出る。

「食中毒菌が増えているような食品だったら、腐敗菌だって増えていてにおいがしそうなもんじゃないの？」

素晴らしい質問だ。

たしかに食中毒は、時間がたってしまったり、保管状態が悪いという、菌の好む状態が菌を増やして起こるわけだから、腐敗菌も増えてイヤなにおいがしてもよさそうだ。ところが、菌というものは、人間から見ればどれもちっちゃくて似たようなものなのだが、かなり仲間意識が強い。極論すると、どれか一つの菌が増えていると、そこではほかの菌は増えない。ブドウ球菌のことを思い出してほしい。体の表面にブドウ球菌が適度にいれば、ほかの菌が侵入してきても繁殖がおさえられ、結果として病原菌の侵入を阻止して健康は保たれる。

それと同じ理屈で、腐敗菌が増えている食品では、食中毒菌は増えることができない。また逆に、食中毒菌が増えていたとすると、腐敗菌は増えられないのだ。じゃあ、両方ついていたらどうなのだ。それは先に増えたほうが勝ちで、勝ったほうがどんどん増えることになる。熾烈《しれつ》なサバイバルゲームだ。

つまり、鼻で嗅いでみて危ないなという場合、その判断は腐敗菌だけに通用するのだ。「あら、いいにおい」というときのほうがむしろ危ない。絶対に食中毒にかかりたくないという人は、「ちょっと臭め」がおすすめだ。実際、おいしい肉というのはこのちょっと臭めのものだ。熟成というのは、肉の持っている酵素によるものと菌の作用で、肉が柔らかくなっているという状態なのだ。コショウなど香辛料でにおいを消し、うまくて柔らかいステーキとなる。

「におわないのが新しい」というコマーシャルがあったが、「におわないのが危ない」

のだ。遠くからでも臭いなどという状態のものは、人間はとても受けつけないようにできている。犬などが、かなり腐りかけのものでも平気で食べられるのは、犬の消化能力が腐敗菌を殺す力を持っているからだ。ハイエナなどは、ふだんから「腐食」もしている。

食中毒は人間の五感では判断できない。残念ながら食べる側が判断することはできないのだ。しかしそれでは食中毒の防ぎようがない。食事、食品をつくる側が、責任を持ってきちんとした基準をまもって防ぐという姿勢が求められる。

「知らなかった」では遅い!

食中毒を防ぐのは「知識」である。それは、

「こういう食品を、こういう手で触って、こういう状態で、こういうところに保管しておいたとしたら、当然食中毒菌が増えるだろう」

と、予測できる知識である。その知識は、食中毒菌について勉強しなければ身につかない。大変な事態が起きてから、つくった人が「知らなかった」では、食べる側は悲劇だ。食品工場などでは積極的に保健所や衛生研究所などの専門家や食品コンサル

タント、微生物研究者に教えてもらうべきである。

家庭では、圧倒的に腐敗菌で食品が傷むケースが多い。食中毒菌があったとしてもそんなに被害が出るほど菌数が増えることはまれである。それでも知らないうちに、家庭でも問題は起きているものだ。

例えば、お父さんが会社帰りに珍しくシュークリームを買って帰る。早く帰るつもりが夜中になる。みんな寝ている。冷蔵庫に入れようと思ったが、扉を開けると納豆が飛び出してくるほどぎっしりだ。冬だし、まあいいか、と居間のテーブルに置く。ところが、最近の住宅は冬の夜中もかなり暖かい。シュークリームにはたまたま食中毒菌がついていて、菌はどんどん増える。その「におわないのが危ない」シュークリームを、朝になって娘が見つける。昨日の日付で本日中にと書いてあるが、一つ割ってみるとカスタードのいいにおいだ。パクッと食べればおいしい。そして、昼からお腹《なか》の調子がおかしくなる。

これは、家庭内で起きた立派な食中毒だが、食べた娘は、すごくいいにおいだったからあれは原因じゃないわ、と思う。一日休めば下痢もおさまる。疲れだとか、彼と食べた焼き肉がちょっとハードだったとか、胃にくる風邪《かぜ》だとか、そんなことで片づけられるのだ。だが、シュークリームはなまクリームなどを使っているから、冬とはいえ暖かなところで八時間以上も放ってあれば危険だ、という予測ができれば、この食中毒は起きない。

鼻で嗅ぎ分けて食あたりを防ぐことは立派な技だ。

だが、不特定多数に食品を提供することにちょっとでもかかわるならば、絶対鼻で判断しないようにしよう。大勢の子供たちに出す給食を、においだけで判断していいのだろうか、と疑問を持つところから始めよう。

食中毒を完全に防ぐことは大変難しくはある。現在の知識では対応できず、予測を超えるような事態もあるからだ。だが、できるだけ確かな知識を持って食品を扱い、最大限の配慮と努力で命をまもりたい。

サルモネラの戦略

卵かけご飯というものがある。なま卵をポンと割ってかき混ぜ、生醤油《きじょうゆ》をちょっとたらしてご飯にかける。

ひと昔前まで、旅館に泊まると朝はだいたいこれだった。「いやどうもなま卵は苦手で」という人もたまにいたが、たいてい喜々として卵を割っていた。私も卵かけご飯が大好きで、あとはナスの漬物でもあればもう上機嫌だ。

ところが、おちおちなま卵も割っていられないご時世になってきた。「卵と鶏肉《とりにく》がアブナイ」ということがいわれだしたのだ。まず断っておくが、〝卵すべてが悪い〟という印象を受ける一部の報道は、あきらかにまちがっている。

いま日本に流通するほとんどの卵は危なくないし、卵かけご飯が即危険というわけではない。また、加熱すれば、すべての鶏肉と卵料理はＯＫである。要するに、何がどう危ないのか知っていれば問題はない。だがここ数年で、卵と、それを産むニワトリをめぐる状況が大きく変わってきたことは事実だ。

一時ブームとなったイタリアンデザートのティラミス。昔からある麦とろ飯。この二つで食中毒が起きたことがあった。両方とも原料として使われた卵が原因とされた。卵にサルモネラがついていて、ある条件のもとでその菌が大増殖したらしい。

ここでも誤解は避けてほしい。ティラミスと麦とろが危ないといっているわけではない。ある条件というのが曲者だ。

サルモネラは、七五℃で二分間熱をかければ完全に死んでしまう。冷蔵庫では死なないが増えることはない。常温で栄養のある湿ったところが好きで、条件が整えば二〇～三〇分に一回分裂してどんどん増えていくという菌なのだ。ティラミスと麦とろに使われた卵には、不幸にもたまたまサルモネラがついていた。それでもすぐ食べれば問題はなかったのだが、菌にとって都合のよい状態で長時間置かれたために、食中毒が起きてしまった。サルモネラ食中毒は死者まで出るから非常に怖い。だが、卵でサルモネラ食中毒なんて昔は考えられなかった。

ちょっと前までサルモネラ食中毒は、ニワトリとは別世界で発生していた。もともとサルモネラは土壌菌であり、日本でサルモネラ食中毒といえば、ほとんどネズミを媒介としていた。だから、食品工場や飲食店ではネズミを駆除しなければならないという法律もある。一般家庭でも、ネズミを台所から追い出し、駆除することにほぼ成功し、やれやれサルモネラ食中毒とも縁が切れるかというところで、菌のほうは着々と変化していた。同じサルモネラでもちょっと違うヤツが出てきた。

SE（サルモネラ・エンティリティディス）と呼ばれるサルモネラは、いつ頃から増えたのかわからないが、ともかく人間が気づいたときには、ニワトリの腸の中に棲《す》み始めていたのだ。

イギリスでは、サッチャー首相のときに、時の厚生大臣がイギリス国内のニワトリにサルモネラがいると発言して、クビになってしまった。世論を騒がせる発言だという理由だが、彼は正しかったのだ。世界中あちこちのニワトリからサルモネラが発見され、日本のニワトリにも発見された（もちろんすべてのニワトリがサルモネラを保有しているわけではない。ごく少数だ）。そして、なま焼けの鶏肉と卵が危ないということになってきたのだ。

ニワトリの卵は、ニワトリのどこから生まれるのか。ある年代以上の人はよく知っていると思う。鶏小屋に行って産みたての卵を拾ってくると、殻の周りにはニワトリのウンチがついている。そう、ニワトリには卵専用出口はなく、ウンチ、オシッコと共通の総排泄口《はいせっこう》から卵もポトンと産み落とされる。

図のように、メンドリの卵巣に卵予備軍がある。朝の排便後、成熟した卵が下りてきて殻に包まれて排卵されるという仕組みだ。問題のサルモネラは、ニワトリの腸管の中に棲んでいる。当然ウンチの中にサルモネラも混じっている。そして、卵が通る直腸のところにはウンチの残骸《ざんがい》が残っており、それが卵の殻についてくるということになる。

パックに入って売られている卵は、そんな成り立ちはみじんも感じられないほどきれいだ。養鶏場から集められた卵はGPセンター（等級分けと包装をするところ）で温水浴しているから、昔みたいに灰色の塊がこびりついている卵なんて探してもない。

ところが卵の殻の表面は、ツルンとしているようだがかなり凸凹がある。その細か

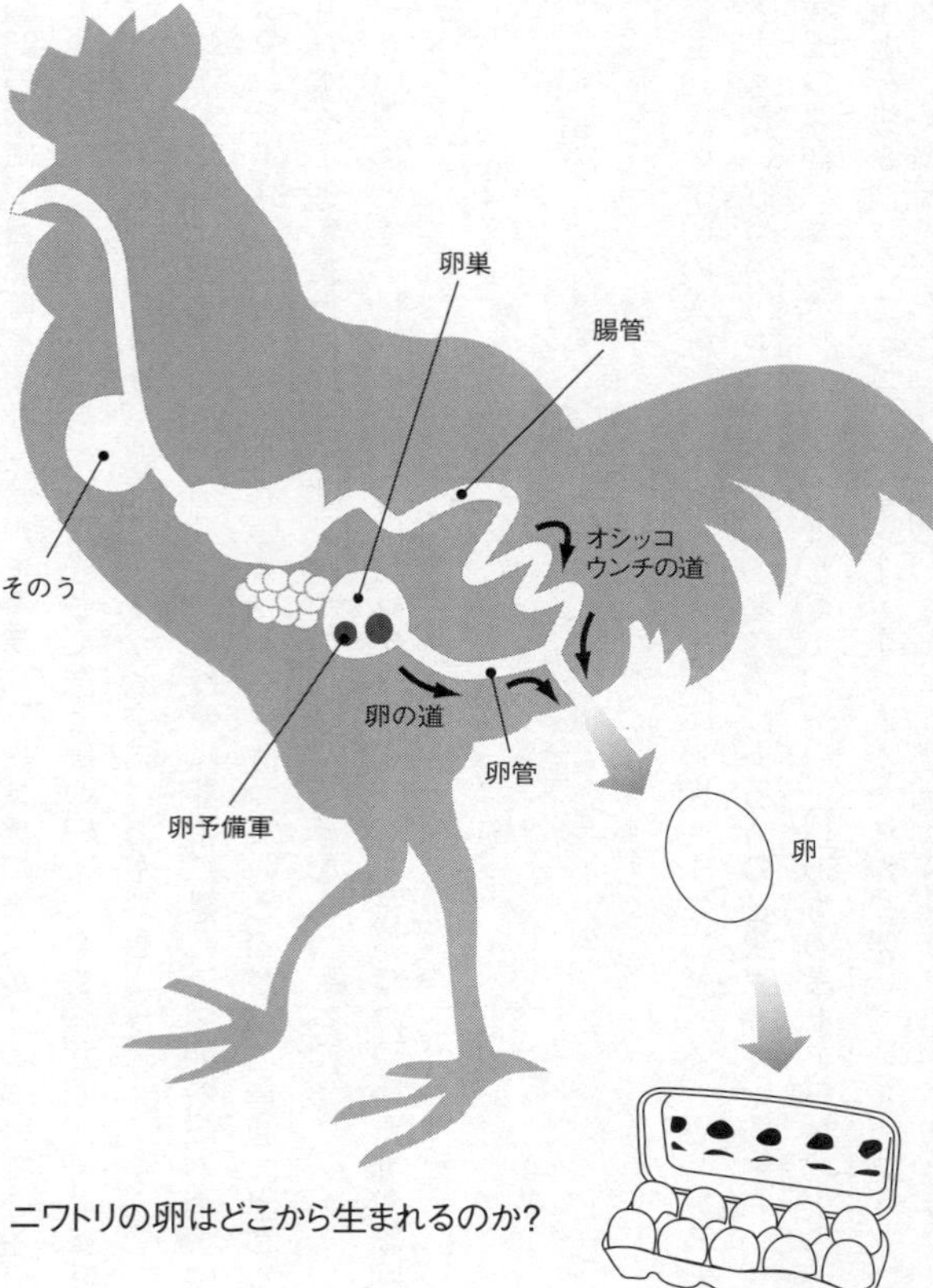

ニワトリの卵はどこから生まれるのか?

い凸凹の中に、目には見えないサルモネラ入りウンチのカスがくっついている可能性は十分あるのだ。だったらもっと徹底して洗えばいいようなものだが、卵には呼吸膜というものがあって、それが破れてしまうとすぐに傷んでしまう。

忘れがちだが、卵は生きている。生き物だけに非常に難しい。卵の殻の消毒に関してはマヨネーズ屋さんが素晴らしいノウハウを持っているのだが、普通に出回る卵は、日もちすることも求められるだけに過剰な洗浄ができない。

そういうことで、世の中に非常に数は少ないが、サルモネラのついた卵が出回ってしまっている。

家電メーカーさんに物申す！

さて、たいがいの人は買ってきた卵を冷蔵庫の卵ケースに並べる。どういうわけか卵ケースというものはドアポケットのところにあるものと決まっているらしい。大型冷蔵庫の場合、ドアポケットの中ほどだが、やや小型のものはドアポケットのいちばん上と相場が決まっている。家電メーカーの人がたまたま空いていたドアポケットに卵ケースをつけ、「あらァ、取り出しやすくてこれは便利だわ」という主婦の声に各メーカー横並びとなったものだろう。だが、微生物学的に見れば、よりによってなんであんな場所に卵を！　ということになる。

冷蔵庫のドアはけっこう開け閉めが多い。しかもしっかり閉めないといけないという意識が働くのか、単に乱暴なためかは知らないが、勢いをつけてバタンと閉められる。そのたびに卵もガタンと揺れる。卵の凸凹についたサルモネラ入りウンチのカスは、低い温度で乾燥しているから、ガタンと揺れた拍子に卵から離れたウンチカスはパウダー状になって冷蔵庫内にシャワーのように飛び散ることになる。そのパウダーシャワーがたまたまラップをかけていなかった食品にかかってしまうとどうなるか。冷蔵庫から出してすぐ食べたとしたら、そうは問題は起こらないだろう。仮にサルモネラがついていたとしても、一〇の七乗（一〇〇〇万）個ぐらいの菌数がないとサルモネラ食中毒にはならない。低い温度ではこの菌はじっとしていて増えない。

ところが、そのサルモネラシャワーのかかった食品を冷蔵庫から出して、部屋に置いておく。例えば遅くなって帰ってくるダンナさんがすぐ食べられるようにと、テーブルの上に置いておくとしよう。最近の家の中は夏でも冬でも二〇℃はあるだろう。そうなればサルモネラは元気よく増える。菌というものはいちいち愛し合って子供を産んで増えるわけではなく、どんどんと二分裂していく。その分裂のスピードは二〇

〜三〇分に一回だから、もう倍々ゲームで増えてしまう。夜中の二時頃になって、酔っ払いのダンナが帰ってくる頃には、菌でいっぱいだ。

ダンナは、すぐにも寝たいが、せっかくつくっておいてくれたものに手をつけないと翌日カミさんがうるさいな、ということで食べる。そうして明け方頃トイレに走るということになるのだ。それでも殊勝なダンナさんは、飲みすぎたからだなと反省したりする。まさか冷蔵庫の卵の殻から飛び散ったサルモネラが原因とは気づかない。

卵を洗ってから冷蔵庫に入れたらどうか、ということになるのだが、売ってる卵と同様、洗いすぎると卵の鮮度は失われる。

卵は必ず一〇℃以下の冷蔵庫で保管するよう厚生労働省も指導しているが、卵ケースをドアポケットにつけるのはぜひやめてほしいと、家電メーカーにお願いしたい。使う側がいままでの位置がいいといっても、「衛生上問題がありますから」と説明してきっぱりやめたほうがいいと思う。親切では世界に類を見ない日本の家電メーカーなら、きっと卓抜なアイデアが出せるのではないだろうか。万一サルモネラのついた卵を収納しても、菌が飛び散らず、かつ取り出しやすい卵ケース……。そのアイデアが出ないなら、卵は、できればパックに入れたままそうっと出してそうっとしまう。そんな面倒な、と思うかもしれないが、はっきりさせておこう。

冷蔵庫は、「温度の低い物入れの棚」ではなく、「命をまもる食品保管場所」だ。その冷蔵庫の造りと食品の入れ方が間接的な原因となって食中毒を起こすのではたまらない。

卵焼きは端っこが安全

卵料理にも危険はある。なま卵を食べるのがいちばん危なそうに思えるが、じつは大人であれば卵かけご飯はそれほど危なくない。ほとんどの人は割ってかき混ぜてすぐ食べるからだ。万一サルモネラがついていても食中毒を起こすほどの菌数はない（免疫力が落ちている場合、つまり病人、子供、老人、そして妊娠中の人は万一を考えてなま卵は避けたほうがいい）。

気になるといえば、卵かけご飯でもすき焼きでもそうだが、卵が入っていた器に割り入れて食べるのはあまりよくない。食べる直前によく洗って、割り入れる器とは違う器に卵を載せて食卓に出すのが、正解である。

最も危険なのは、割った卵をそのまま長時間置いておくことだ。麦とろの食中毒も、つくってすぐ食べれば何の問題もなかったはずである。昼食時間に混《こ》むからということで、その店では朝早くトロロをすり、その中に卵とダシを入れたトロロ汁を大量につくり置きしておいた。麦とろは炊きたての熱いご飯にかけるから、上にかけるトロロ汁もあまり冷たくてはバランスが悪い。だから、冷蔵庫でなく常温のまま出しておいた。お昼どき、たくさんの客にご飯をよそってはそのトロロ汁をどんどんかけていって数十人が食中毒になった。

繰り返すが麦とろに罪はない。卵にサルモネラがついていた不幸と、保管状態が問題だった。このことは、食中毒全般にいえることだ。食品に菌がついているのはある程度避けられない。無菌で食べている食品などこの世にほとんどない。もちろん食品につく菌を減らすことも大事だが、何時間も二〇〜三〇℃の適温、水分と栄養がたっぷりという〝菌好みの状態〟に置いておくことのほうが問題だ。

サルモネラがついていても熱をかければ菌は死んでしまう。目安としては、七五℃で二分間の加熱で全滅する。この七五℃というのはどういう状態か。卵の場合、半熟は黄身のところで六〇℃ぐらいしかない。固ゆでにしないと菌は死なないということになる。しかし、半熟でも、すぐ食べればどうということはない。問題はやはり、しっかり加熱しきらずに長時間置く場合だ。

例えばお弁当の卵焼き。冷蔵庫から卵を取り出す。卵の殻には先ほどと同じくサルモネラ入りウンチのカスがくっついていたとしよう。卵と卵を持った手にも、目には見えないサルモネラはついている。卵の殻を割る。このときどこか遠くで割ってくれればいいのだが、なんせ世の奥さん方は忙しい。ボールの端っこでゴンゴン割る。そうすると割れた殻のかけらが一個か二個は入ってしまう。その殻を取ろうとすると箸《はし》では滑る。忙しい奥さんはイライラしているから指を突っ込んで殻を取り出す。卵を持っていた手を洗ってから指を突っ込むなんてことは、当然ない。かくしてサルモネラ入りの卵汁ができ上がる。

これで卵焼きをつくる。料理上手で思いやりのある奥さんは、中のほうがちょっと半熟になるあたりで火を止める。トロッとしておいしい卵焼きができる。それを五つか六つくらいに切って、いちばんおいしい真ん中をダンナの弁当に入れる。端っこは自分のお昼のおかずだ。

帰ってきたダンナはまたしても腹の具合がおかしい。奥さんはなんともない。「ちょっとあなた飲みすぎなのよ」と、また酒のせいにされる。

この場合、奥さんが、料理上手で思いやりがあったからこその悲劇だ。焼け焦げて中までパサパサの卵焼きは、しっかり熱がかかっていて、サルモネラはみんな死んでしまう。中が半熟のおいしいところが危険なのであって、奥さんが自分で食べた端っこは熱が通っていてサルモネラはいない。彼女が微生物をよく知っていて、端っこを食べたのかどうか、それはその家庭の事情によるだろう。

ともかく、卵の半熟というと、たんぱく質だから、六〇℃以下。サルモネラは、六〇℃以下ではちゃんと生きている。それでもその卵焼きをすぐ食べれば、やはり問題ない。お弁当は当然のことながら間を置いて食べる。たぶん、会社で冷蔵庫には入れない。その日は忙しくて昼休みをとるのが遅くなったかもしれない。長時間適温に置かれて、菌は増えた。

卵焼きが弁当のおかずに適さないわけではない。万一菌がついていたらということを予想しておけばいいのだ。
・卵は割る前に洗い、割るときはボールの端でなく、流しのところかなんかで割る
・弁当に入れるときは多少味は落ちても中までしっかり火を通す
・弁当はなるべく温度の低いところに置く
・あまり時間をおかない
ちょっと気をつければ、卵焼きはやっぱり弁当の主役であることに変わりない。

まあ、腹の具合がおかしいくらいですんでいればどうということはない。だが、このサルモネラ食中毒は、菌数が多かったり、食べた側が子供や老人など抵抗力が弱い

場合、死ぬことがある。また、食べてその人がなんでもなくても、健康保菌者となって、二次感染で弱い人が中毒になる可能性もある。

それだけに、ニワトリにサルモネラがいるとわかったときに大騒ぎとなったわけだ。

現在、ニワトリの検査はかなり厳重に行われ、卵も抜取り検査が行われる。サルモネラがいないことを証明するSEフリーのものも出ている。ワクチンもある。しかし、サルモネラというヤツはなかなかすごい。腸管に付着するだけではなく、卵の黄身の中に入って生きのびるヤツもいるのだ。

「安心して食べられる卵はどれ？」

はっきりいって安い卵を求めすぎて危険度は高くなったのかもしれない。安い卵は大量生産しないと供給できない。その大量生産のためのニワトリの飼い方に問題があり、それゆえにサルモネラが増殖しやすくなる。

平飼いで元気に野原を走り回り、お日様を浴びてのどかにコッコッコッと鳴き、自分のペースで卵を産むニワトリにはサルモネラは棲みつきにくい。

狭いケージの中で、一定のリズムで卵を産むようにと電灯の光しか知らず、高栄養のエサを食べ運動もしないで卵を産んでいるニワトリはサルモネラが増えやすい。人間と同じで運動もしないでごちそうばかり食っていれば病気にもなる。脂肪もついてくる。

ニワトリ（メス）の場合、卵巣の周りに脂肪がつくと、排卵しなくなってしまう。困るのは養鶏家だ。卵を採るためのニワトリが卵を産まないのでは困る。そこで、「エサ切り水切り」という方法をとる。つまり一定期間水やエサをやらない。脂肪は取れるのだが、このときこそが問題だ。

宿主であるニワトリがエサも水もなくなると、腸管にいるサルモネラたちにはストレスがかかる。ニワトリだけでなくサルモネラもストレスを感じるのだ。これはどうも宿主がヤバイぜ、ということで、菌としてはここで増えとかなきゃいかんと思う。一気に繁殖する。繁殖したやつらは腸管から卵管を通り卵巣へ進出する。

一方、エサ切りダイエットに成功した宿主ニワトリは、またエサをもらって卵を産むようになる。そしてその卵黄の中に先ほどのサルモネラたちが入ってしまうのだ。こうして、サルモネラ入りの卵黄が殻をかぶって出てくる。これはもう、いくら殻をごしごし洗ってもどうしようもない。

卵黄にサルモネラがついた卵はそんなに多くはない。一九九一〜九二年に神戸市衛生研究所で調査したときは二万六〇〇〇個の卵から七個の検出だった。研究会などで発表される数字ではだいたい一万個に二〜三個というところ。それが有精卵で成長してニワトリになれば、今度は遺伝的にサルモネラを持つニワトリができ上がってしまう。サルモネラたちはニワトリとともに生き続けることになる。これはサルモネラの戦略か。

しかし、なんとたくましい菌だろう。どこででも生きようとする意欲を見習いたいものだ。だが感心してばかりもいられない。なんせ私は卵かけご飯が好きなのだ。いくら菌数が少ないといったって、サルモネラ入りの卵は食べたくない。

「あたし、なま卵とか麦とろとか食べないし、ティラミスも飽きたからいいの」というあなた。じゃあ、中がとろりとしたオムレツは？　カスタードクリームたっぷりのシュークリームはどうだ！

卵アレルギーの人や卵料理ぜーんぶ大嫌いという人もいるわけだが、卵ほど数多くの人に愛されている食品も稀《まれ》である。一〇〇グラム三〇〇〇円の肉が危ないというのであれば、「そんなもん食ってるヤツが悪い！」と片づけられるが、卵の場合はそうはいかない。

卵は料理の応用範囲が広い。お菓子にもなる。見た目が黄色くてきれい。素朴でもあり、高級感も出せる。栄養のバランスは完璧《かんぺき》。そして安い。ある調査によれば、国民一人当たりの卵の消費量は、年平均三四〇個だという。卵は「みんなの食べ物」なのだ。その卵が危なくては困る。

だが、卵が危なくなった原因は、そんなにも卵を食べるようになってしまったからだともいえる。つい最近まで、卵は〝生産するもの〟ではなく、ニワトリが授けてくれる貴重な恵みだった。国民一人当たりの消費量は年平均一〇〇個ほどだったのだ。先ほど触れたように、大量に安い卵が生産されることから、少しずつ問題が起きてきた。それは養鶏業者が悪いという単純な問題ではない。「安い！」というだけで買ってしまうわれわれの側の責任でもある。

スーパーのチラシに、「今日の目玉商品！　卵一パック九八円!!」という活字が躍っている。一パックって一〇個でしょう。いまどき一個一〇円弱。痛い思いをして産んでくれたニワトリが聞いたら泣くだろう。そして、ニワトリを飼ってる養鶏業者さんたちも泣いている。そんな値段でどうやって採算がとれるのか。エサ代、電気代、設備投資……。一羽ずつワクチンを打つ手間ひまなど考えられなくなってくる。それでも価格競争で値が下がるから悪循環になってしまう。一九九九年一一月一日から食品衛生法により卵に品質保持期限を表記するようになって、返品率も高くなってしまった。卵の品質保持期限表示は夏（七～九月）は一七日以内、春秋（四～六月、一〇～一一月）は二七日以内、冬（一二～三月）は六〇日以内である。

ある養鶏場の経営者の話では、味も安全性も保証できる飼い方をすれば、小売値一個二七円以上（一九九九年一〇月の時点）でなければとても採算がとれないという。そのためかニワトリ四〇万羽を置いたまま養鶏をやめてしまう人も出てくる状況だ。

どこかで歯車が狂ったまま突っ走ってきて、気がついたらニワトリも業者も大変なことになっている。他の食品に比べて値上がりもせず安くて、食べる量は増えたが、味は落ちるし、サルモネラ入りの卵も増えるかもしれない。

この悪循環を止めるには卵を食べる側一人一人が、おかしい！　と、声を上げるしかないだろうと思う。

そこで提案したい。まず、卵を高い安いという値段だけで見ることをやめる。安心な卵をつくるにはお金がかかることを理解しよう。もちろん高ければいいというものでもない。値段だけじゃないのだ。「おいしくて安心して食べられる卵はどれなの？」と尋ねよう。そして、小売店も、安い卵でお客を釣ろうとするのはやめる。「うちは安心な卵を置いてます」と、いえる卵を扱う。養鶏業者が採算をとれるような値段にし、そのかわりニワトリを卵生産機械のようにして飼うことはやめてもらおう。「みんなの食べ物」は、みんなで育てる気持ちを持ったらどうだろう。

　高いといっても一個三〇円内外であれば、食品の価値からするとまだまだ安い。危ない卵六個使った味の薄いオムレツよりも、安心な卵二個の美味《おい》しいオムレツのほうを選びたい。

分厚いステーキは安全

ひと昔前までは、豚肉はなまでは危ないが、牛肉はなまでも大丈夫だとされていた。世界各地で、タルタルステーキ、ユッケ、牛刺しなど、牛肉をなまで食べる習慣がある。この「ひと昔前までは」というフレーズは、菌の話をしているとたびたび使わざるをえない。菌の性質や人間の暮らし方など菌をめぐる状況が、速いスピードで変化しているからだ。

　牛肉を使ったハンバーグやソーセージ、レバーなどが原因でアメリカから始まって次々とO157の食中毒が出たとき、なんで牛肉が、と思った人は多いと思う。感染源はほかにも飲料水、ジュース、ヨーグルト、サラダなどさまざまだったが、おおもとは牛だということで騒がれた。

Ｏ１５７は、おそらく三〇～五〇年ほど前に出てきた菌で、それがどういうわけかごく少数の牛の腸管に棲みついた。外国では豚、鹿《しか》、犬などからも検出されたというデータもあるが、日本では、ごく少数の牛からしか検出されていない。菌のいる牛は、どうしてそれでひっくり返らないかというと、Ｏ１５７は、棲みついたものの牛の腸管はそれほど好きではないのであまり増えず、ちょっといる分には牛にとってかゆくもなんともないからだろう。Ｏ１５７の健康保菌者である牛、というのが数は少ないが存在するのだ。この腸にいる菌が、牛の処理解体のときに肉や臓物に移ってしまう。解体の方法によってＯ１５７が肉や臓物につかないようにすることは可能であり、新しい法律をつくって改善がなされている。

それでも、不幸にしてＯ１５７が肉についてしまうこともありうる。この菌は尻尾《しっぽ》のようなものがついており、じっとしていないで遊走する。しかし、分厚い肉の表面についても、肉に潜り込んで中に入っていくことはしない。表面をうろうろする。この肉をなまで食べると危ないが、ステーキにすればまったく危なくない。

Ｏ１５７は、熱に弱い。表面をうろうろしていた菌は、一分焼けば完全に死んでしまうから、たとえレアステーキで食べても大丈夫だ。Ｏ１５７の文字を逆に読んでみてほしい。七五℃で一分加熱すると菌は0《ゼロ》。自己紹介してくれているように、大変覚えやすい。

ところが、薄切りの肉はたいがい重ねてあるから、表面が重なりあって、案外十分火が通らず菌が生き残りやすい。ましてひき肉は練って混ぜる。菌をしっかり中へ送り込んでいるわけだ。わが家でつくる薄いハンバーグならば火も通るが、ボール状で、中は半なまっぽくジューシー、となれば菌は全然死なない。アメリカでハンバーガーやソーセージによるO157の中毒が頻発したのもハンバーグやソーセージが大きく、ジューシーなタイプが好まれるからだろう。日本でも横浜のハンバーグ店で、アメリカンタイプのものからO157の食中毒が出ている。

いちばん危険性が高いのは、やはり腸とともに放られる臓物（ここから臓物がホルモンと呼ばれるようになった）で、その中でもレバ刺しとしてなまで食べるレバーだ。O157の危険性のある肉は減っているが、やはりなまレバーは危険性が高い。ただ、レバ刺しを食べるのはほとんど頑丈な大人が多いから食中毒騒ぎは比較的少ない。食中毒菌のついたものを食べたらすべての人が食中毒になるかというと、なる人もいるがならない人もいる。前章で書いたように、ならない人たちの多くは健康保菌者となる。くれぐれも菌をばらまいて弱い子供などに被害を及ぼさないようにしたい。

少ない菌でも毒素を出すと怖いO157

O157は、大腸菌の一種だ。普通の大腸菌は、人間の腸の中では腸内細菌として、人間を助けてくれている。消化を助けてくれたり、腸内に入ってきた新手の菌を繁殖させないよう「排除」する働きもある。体外に出て食べ物について繁殖すると人間にとって悪者だが、食中毒を起こして命まで失うことはないというのが一般的な大腸菌だ。一歩外に出ると突っ張って悪さをするコワモテの兄ちゃんが、「ご腸内」では気が回って用心棒役まで引き受けているという役どころだ。

ところがこの兄ちゃんの親戚《しんせき》筋にはかなり札つきのワルが何人かいる。その一人はついにOの157号と名づけられて指名手配となってしまったというわけだ。

つまり、同じ大腸菌でも強い下痢や胃腸炎を起こさせるものがある。それをまとめて病原性大腸菌と呼んでいる。中でも強い毒素を出すのが腸管出血性大腸菌で、その中にO157がいる。

O157は略称で、本来は血清型O157：H7と表す。「O」とは、大腸菌の菌体表層組織であるリポ多糖体抗原を示している。現在O抗原は一七〇数種確認されており、その一五七番目に確認されたO抗原を持つ大腸菌のことをO157と呼んでいる。

O157の陰に隠れてはいるが、O26、O111、O145などが原因の食中毒もかなり多い。

もともと大腸菌は、毒素を出すような能力は持っていなかった。毒素を出す菌といえば赤痢菌がある。大腸菌と赤痢菌が出合って能力の貸し借りをすることはない。ところが、両方の菌にくっつくバクテリアファージというウイルスがいて、これがどうも赤痢菌の、毒素が出る遺伝子を大腸菌に渡してしまったらしい。なんと、自然界で勝手に遺伝子組み替えが行われてしまったのだ。大腸菌としては、「新兵器、ゲットだぜ！」というところだ。いまのところこの新兵器で自爆するようなこともなく、この種の大腸菌は生きている。

こんなことがありうるとは想像もつかなかったわけで、それだけに治療方法も確立されていない。

腸管出血性というのは人間の腸についてそこから出血するということだ。出血してしまうと、菌は血管をさかのぼって腎臓《じんぞう》に行ってしまう。そうなると非常に重症だ。この菌を確実に殺す抗生物質や、腎臓に行ったときに毒素を取る方法がまだ見つかっ

病原性大腸菌の病型による分類

分　類	病　型
腸管侵入性大腸菌（EIEC）	大腸粘膜に侵入して赤痢と同じような症状を呈する
腸管病原性大腸菌（EPEC）	サルモネラ症によく似た急性胃腸炎のかたちをとって発症する
毒素原性大腸菌（ETEC）	コレラ様の下痢を起こす。下痢の原因になるのはETECの産出する腸管毒
腸管出血性大腸菌（EHEC）	出血性の腸炎と溶血性尿毒症の原因。培養細胞に作用するのでベロ毒素産生菌（Verotoxin-producing *E. coli*：VTEC）と呼びO157はここに分類される
腸管付着性大腸菌（EAEC）	これまでの大腸菌に知られている性質がなく、HEp-2細胞にだけ付着できる性質が知られているにすぎない
腸管凝集性大腸菌（EAggEC）	自発凝集を起こしやすく、かたまりとなって細胞に付着する性質がある。小児の慢性の下痢症の原因と考えられている

出所：「系統看護学講座．専門基礎6．疾病のなりたちと回復の促進〔3〕微生物学」（医学書院）より改変。

ていない。治療さえできればたとえ感染しても問題は少ないが、ＨＩＶと同じように、治療方法が完全ではないから大変なのだ。

Ｏ１５７は、子供と老人が感染してしまうとダメージがひどい。しかも、ほかの食中毒菌なら、菌が大増殖して一〇の七～八乗（一〇〇〇万～一億）個くらい食品についていないと食中毒にならないのに、一〇〇個以下でも感染してしまう場合がある。そして、前述したように大人が感染してもわりあい平気だが、健康保菌者になるという問題もある。

現在日本で流通している牛肉、なまの臓物のほとんどは、Ｏ１５７の危険性は少ない。だが危険性がゼロだともいいきれない。調理法を見直したり、取り扱ったあとに他の食品の盛りつけをするときはよく手を洗うとか、まな板をよく洗うなどして自衛するに越したことはない。

堺市でＯ１５７の集団食中毒が起きたとき、カイワレダイコンが槍玉《やりだま》にあがった。カイワレという食品自体が危ないようなイメージが持たれ一時パニックとなり、カイワレ業者は倒産し、業界全体が落ち込んだ。たまたま何かの原因でカイワレにＯ１５７がついてしまったわけだが、食中毒になった子供たちも、カイワレの業者も非常に不幸なことだった。

カイワレというのは水で栽培しているため、普通の大腸菌に汚染されやすいという難点がある。加えて、モヤシもそうなのだが、種自体が大腸菌に汚染されている場合もある。そして、パックに入っているときれいに見えるから、あまり熱心に洗わずにパッとサラダに散らしてなまで食べることが多い。稀《まれ》に鍋《なべ》などに入れるが圧倒的に生食だ。しかし、いくら大腸菌に汚染されているといっても、O157はまた別の問題だ。本当に何か特別の条件がいろいろ重なって、カイワレにO157がついてあの不幸な事件が起きた。普通の大腸菌にしても、よく洗って食べればカイワレに問題はない。

腸炎ビブリオは塩が好き

すし屋のよしあしをどこで見分けるか。この話題はけっこう盛り上がる。店に入った瞬間の生きのいいかけ声、おやじの愛想のよさ、反対に口をきかない職人気質《かたぎ》、ネタの豊富さ、などさまざまだ。微生物学的には、よしあしは一瞬にしてわかる。

多くのすし屋では、ネタがガラスケースに並んでいる。私は店に入ったら素早くそのネタの並びに目を走らせる。マグロやハマチ、タイなどの切り身に接するようにアワビやアカガイなどが殻つきのまま置いてあったら、その店はダメだ。用事を思い出したとかなんとかいってすぐ店を出る。

貝の殻は、絵になるし雰囲気的にはいいものだ。殻つきで置いてあると、いかにも新鮮なものを食べさせる店のようだ。新鮮にはちがいない。中の身はいい。だが、貝殻には危険がある。食べたあとの殻を乾燥させたものが、レジのあたりにでも飾ってある分にはまったく問題ないが、なまの状態の貝殻は危ない。いろいろな菌がついている。よく洗ってあるにしても、ひだや何かの間の微生物まではなかなか行き届かない。それを知らないすし屋はモグリだといわざるをえない。うまくても、あたる可能性おおありだ。殻つきの貝は、別の専用の場所で保管すべきである。

貝にはいろいろな菌がついているが、中でも危ないのは食中毒を起こす腸炎ビブリオだ。この菌は海中の常在菌で、春先から秋にかけて海水の温度が一七℃以上に上昇するとともに、増えてくる。深海ではなく浅い近海に発生しやすい。だから、春から秋は、貝に限らず近海物のアジ、サバ、イワシ、タコの表面にはいっぱいついている。腸炎ビブリオによる食中毒は、ひと昔前まで日本ではいちばん多かった。いまではサルモネラやＯ１５７に抜かれたが、それでもいまだに件数は多い。一九九九年には死者も出た。そこで厚生省は二〇〇〇年四月二五日、感染源のなまの魚介類や加工品を生産から流通、消費まで包括的に監視する対策に乗り出すことを決めた。今年（二〇〇〇年）は賞味期限の表示や冷蔵保存方法を示し、二〇〇一年度は食品衛生法の省令改正などで義務づける方針だ（二〇〇〇年四月二六日付読売新聞）。

腸炎ビブリオの特徴は好塩菌だということだ。読んで字のごとく、海水のような塩分のあるところで生きている。〇・三～三％の塩分濃度が好きだ。真水では死んでしまう。熱には非常に弱い。

ということは割合菌を殺しやすい。魚をさばいたらよく手やまな板、包丁を真水洗いすれば簡単に菌は死ぬ。濃い塩でシメればやはり菌は死ぬ。それなのに、腸炎ビブリオ中毒がなくならないのはなぜか。調理の過程にいろいろ落とし穴があるのだ。

ある漁港の魚市場近くの持ち帰り寿司で腸炎ビブリオ中毒が起きた。食中毒のすしネタは遠洋でとれたマグロの冷凍だ。遠洋物で腸炎ビブリオ中毒が起きることは考えられない。マグロで食中毒が起こる場合は、多くは黄色ブドウ球菌による。これは、人の手についた黄色ブドウ球菌がマグロの身につき、流通、保管の状態が悪くて増殖するためだ。

ところがこのときは腸炎ビブリオ中毒だ。いろいろ調べてみて原因がわかった。従業員の一人が昼休みに家に帰り、家族のために食事をつくった。その漁港には、遠洋ものだけでなく近海ものも入ってくる。その地方でよく食べられるトビウオの刺身をつくった。さばいて刺身にした。そして、急いで職場に戻って冷凍マグロのすしを握った。もちろん手は洗ったが、さばくときに飛び散った細かい飛沫があちこちついていて、菌はすしに移り繁殖したのだろう。ほんの一滴の飛沫の中にも菌はたくさんいる。

前述のホテルのパーティーでの食中毒事故は、カクテルサラダの小エビが原因だった。小エビはなまではなく塩茹《しおゆ》でしてある。熱は十分かかっているから菌は死ぬはずだ。このときは、なまのエビの殻をむいた人が手をよく洗ったつもりがどこかに菌をつけたまま、塩茹でのエビを盛りつけた。茹でたとはいえ、冷ましてあるエビだから菌は熱で死ぬことはない。そして、塩茹でというのが菌にとってはいい条件だった。

人がおいしいと感じるおかずの塩分濃度は一〜三%、これは菌の大好きな濃度でもある。エビの殻から塩茹でのエビに移してもらった菌は、喜んで増え始めた。そこにもう一つ増える条件が加わる。そのときのパーティーは二〇〇人あまり。当然、カクテルサラダなどはつくって置いておく。パーティーの始まる最低二時間前には、すぐ出せるようにスタンバイして他の料理にとりかかる。腸炎ビブリオは増殖スピードが速い。一四〜一五分で一回分裂して増殖する。食中毒が起きるには、条件は十分だったということだ。

この二つの例は、ともに、なまの状態で腸炎ビブリオのいるものを触った人が、自分ではきれいに手を洗ったつもりだがよく菌を落としきれていないまま、直接口に入るものを触ってしまったことが問題を引き起こした。せっかく菌がいないものや、菌を殺す調理法をしたものに、わざわざ人間の手で菌をくっつけてしまったのだ。

こういうケースは案外多い。おかず全部に火を通してあるから絶対安全だという弁当で、腸炎ビブリオ中毒が出ることもある。やはりこのときも魚のうろこをとった人が、冷めた焼き魚を盛りつける時点で菌を移し、焼き魚の上で菌が繁殖した。

近所づきあいより「菌所」づきあい

真水で洗ったり、焼いたり煮たりすれば魚自体は安全だ。問題はなま魚が触れたまな板や包丁、そして何よりも人の手だ、ということを肝に銘じよう。魚をさばくときは、店や工場ならば、盛りつける場所から遠いところでやること（ゾーニングという）。近い場合は、うろこや飛沫が飛び散らないように工夫すること。

魚料理を盛りつけるときは、さばく人とは別の専門の人がやるのが望ましい。同じ人がやるのであれば、ここからは人の口に直接入る大切な清潔行為にとりかかるのだという気持ちを持って、どんなに忙しくても作業に区切りをつけ、手をよく洗い、身支度を見直そう。

家庭でも自分でさばいて刺身をつくったりする人もいるだろう。釣りの好きな人は料理も楽しみの一つだ。そういうとき、嬉《うれ》しくてついつい必要以上に派手に包丁を振り回しがちだ。うろこなんかシャーシャー音を立てるのが楽しい。

こういうとき、調べてみると、台所中とんでもないところまでうろこや飛沫が飛んでいる。床、壁はもちろん天井にまで。そしてテーブルの皿や調味料入れにまで。このうろこに腸炎ビブリオがついていないともかぎらない。これが他の食品にうつって、そこで菌が増える可能性は否定できない。

じつは私も釣りが好きで、釣った魚を料理するのも好きだ。だが、飛び散るうろこをなんとかしたいと思い、あるとき考えた。大きなポリ袋を用意して、魚の載ったまな板ごとその中に入れ、もちろん包丁を持った手も入れて、ポリ袋の中でうろこをとるようにしたのだ。後片づけも楽だしぜひおすすめの方法だ。

使ったあとの包丁、まな板はよく水で洗えばいい。魚を洗うときの注意として、エラやヒレは、十分の量の流水で丁寧に洗いたい。タコのイボも要注意だ。これは昔の人の知恵だが、タコのイボやカキのひだなどをダイコンおろしで洗うという方法もある。

魚介類の取り扱いでもう一つ大事なことがある。温度管理だ。保存しておくには、冷蔵で一〇度以下が望ましい。この温度で菌が死ぬわけではない。だが、一気に菌が増えることはおさえられる。

買い物のときには魚介類はいちばん最後に買って、買ったら立ち話をせずさっさと帰ったほうがいい。近所づきあいより「菌所」づきあいだ。夏なら保冷剤を入れた保冷バッグを持っていくのも手だ。

ここで調理にかかわる人に気をつけてもらうのと同時に、またまた家電メーカーにお願いしたい。業務用の冷凍冷蔵庫についている温度計をもっと大きくし、見やすい位置に取りつけてほしいということだ。スーパーでも食品工場でも、食品管理のマニュアルに、必ず〇〇は、〇〇度以下で保存ということが書いてある。ところが、肝心の冷凍冷蔵庫の温度表示が見にくいところが多い。誰がいつ見ても、いま何度なのかわかるようにしたい。また、家庭用の冷凍冷蔵庫に最近温度表示が出るものがあるが、もっと浸透させ標準装備にしたほうがいい。

微生物学的に正しいすし屋であれば、ガラスケースの温度計も大きく見やすいのが当然ということになるだろう。

調理する側も、「これだけのことをしていますよ」と、胸を張って示すことが必要だ。

ボツリヌス菌は「気が弱い」

ボツリヌス菌というといまだに芥子《からし》レンコンを連想する人もいると思う。一九八四年に起きた芥子レンコンを原因とするボツリヌス菌による食中毒は、いろいろな条件が重なって起きた非常に不幸な事件だった。ここでも断っておくが、あのおいしい熊本名物芥子レンコン自体には、何の悪いところもない。名物に変わりはない。

芥子レンコンを知らない人のために、ちょっと製法をおさらいしておく。レンコンには穴が開いている。あの穴にどんどん芥子を詰めていく。そして、卵の衣をつけて、丸のまま油で揚げる。癖になるうまさだ。ファンは多い。なんとかあの味をお土産にしたい。そこで、真空パックという方法がとられた。

真空パックほど安全なものはないと普通は思う。空気を遮断してしまっているのだから、どこからも菌は入らない。油も酸化しない。油で揚げたものを真空パックすれば、安心の二乗ではないか、と。ところが、この安心の二乗が通用しない菌というものが世の中には存在する。名前も妙な、ボツリヌス菌だ。

ボツリヌス菌は、われわれが知っている菌とは違う、ちょっと変わった性質を持っている。まず、嫌気性菌といって、空気つまり酸素が嫌いである。ただ酸素が嫌いなだけで酸素に当たって死ぬようなことはない。酸素があるところでは仮死状態となっている。そして、耐熱性があり、熱では死なない。その毒素は猛毒であり、芥子レンコンでも死者が出た。

空気が嫌いでどこに生きているのかというと、彼らは主に酸素の少ない泥の中などにいる。レンコンというのは泥の中でできる。だからといって、レンコンがすぐ食中毒の原因とはならない。泥から掘り上げて空気に当たるから、そこで万一菌がついていたとしても、食中毒が起きるほど増える可能性は少ない。芥子だってもとは畑の産物であり、畑の泥に菌がいたかもしれない。菌がついている可能性はないとはいえない。どちらかの素材に菌はついていて、調理している間、空気に触れるから仮死状態だった。油で揚げてもどこ吹く風で、眠っていた。

さて、そこからだ。なんと真空パックとなった時点で、ボツリヌス菌は目を覚ます。栄養たっぷり、酸素はいない、どんどん増えて毒素を出す。そして、パックを開けた人が食べる。あるいは揚げ直したとしても毒素は消えないこともある。

それでも、この中毒はそんなに簡単に起きるものではない。芥子レンコンも、どの過程で毒素が増えるのか、さまざまな条件において実験を繰り返しても、出そうとして出るものではないのだ。偶然が重なりあって、事件は起きてしまった。

ボツリヌス菌は、蜂蜜《はちみつ》にもいる。非常に少量であるため、被害は出ない。ただ、一歳未満の赤ちゃんはきわめて抵抗力が低いから、蜂蜜は与えてはいけない。一歳を超えれば、蜂蜜は完全に健康食品だ。

ボツリヌス菌は人間にとっていわゆる悪玉なのだが、医療の現場で活躍することもある。A型ボツリヌス菌の毒素は、筋肉を緩ませるという働きを持つ。ボツリヌス菌中毒の症状の一つは目の周囲の筋肉が痙攣《けいれん》することだ。これを逆に利用して、顔面麻《ま》痺《ひ》を治療するために使われている。

またアメリカでの最新の研究では、額や眉間《みけん》のシワに投入してシワを取るという美容療法も実用化されているという。

まことに菌というものは、その場、そのときに応じていろいろな働きをするものだ。人間の研究熱心さによって美容のために働かされるとは、菌も驚きだろう。こうなると、ますます善玉菌だ悪玉菌だと分けることは難しい。

調理人のバンソウコウは危険信号

プロのコックや板前さんは、手を大事にしている。当たり前のことだが、その当たり前のことをきちんとできるのがプロというものだ。手に包帯を巻くようなけがをすることは、プロとしての自己管理ができなかったということになる。とくに一流のすし職人ともなると、指先ひとつ切り傷があっても店に立てない。手は何より大切なものと自覚し、仕事場ではもちろん、仕事以外でもけがをしないよう大切にしている人が多い。

定食屋でも居酒屋でも、本来すし職人と同じくらいのプロ精神があっていい。他人が口にするものをつくっている点では、食品工場でも同じだ。だが、直接なま魚を触ってお客に出すすし屋と違って火を使う調理をするところは、案外その辺の意識に甘さが出る。ちょっとした切り傷くらいだと、バンソウコウでも貼《は》って調理する。お客もよっぽど神経質な人でも、まあ火を通す料理ならいいかと思うし、酔っ払いの客なら気がつかない。

だが、この指先のバンソウコウは、悪の巣ならぬ菌の巣だ。切り傷というのは、皮膚の角質から真皮といわれるところまでが傷ついている状態だ。そこを、消毒し薬を塗る。だが、いつまでも無菌状態であるというわけにはいかない。傷を治そうと体の中からリンパ液などがにじみ出てきて、すぐに菌のエサとなる。体表には黄色ブドウ球菌がいっぱいいる。薬を塗って表面を乾かしておくのが傷の治りはいちばん早いのだが、手だと乾かしておくことは至難の業だ。

そこで、店を開けて調理をしなければならない調理人は、切り傷にバンソウコウを貼る。水をひっきりなしに浴び、バンソウコウは湿気を帯びる。体温で温かい。汗やリンパ液など栄養豊富。まるで、菌にそこで増えてと頼んでいるようなものだ。

では、指サックはどうだろう。ちょっと指の動きはぎこちなくなるが、水はほとんど通らない。傷は密封されていいじゃないか、と思うのは、菌というものをまだまだ甘く見ている。だいいち指サックでは「密閉」などできない。菌が通れないほどぴっちり閉められる指サックをしていたら、サックをした指の先は紫色になってしまうだろう。見た目にはすき間がなくとも菌にしてみればすき間だらけだ。温かく、栄養豊富な指サックは、菌にとって安住の地であり、またすき間を通って外部にもヒョイと出てこられる。

そうやって傷の周りで増えた黄色ブドウ球菌は、調理人の動きに乗って、食べ物へと移動する。黄色ブドウ球菌は食中毒菌だ。火を通して調理するものであっても、冷めたあとの盛りつけのときに手が触れれば菌は食べ物の上で生きる。だから、不特定多数の人に提供する食品をつくる場では、手にけがをした調理人は、なまで食べる刺身やサラダなどの調理はもちろん、盛りつけなどの過程にはかかわるべきではない。熱をかける料理の下処理であれば許されるかな。なんとか人をやりくりして、この鉄則をまもるようにしよう。

できあい食品の「中食」に注意

「中食《なかしょく》」という言葉をご存じだろうか。言葉は知らなくても、誰もがちょくちょくやっている。デパートの地下などの総菜売り場やコンビニ、ファーストフード店で、でき上がったおかずや弁当、「お持ち帰りの品」などを買ってきて家や職場で食べることだ。いまではレストランや食堂などで食べるのを「外食」、家で家の人がつくったものをすぐ食べるのを「内食」、その中間で、外でつくったものを家で食べるのを「中食」という。

この「中食」は、現在非常に多くなっている。売っている種類、量ともに多い。味、品質、値段も、ピンからキリまでいろいろだ。また、利用する人や利用の仕方もさまざまで、一人暮らしの若者だけとは限らない。小人数の家族や一人暮らしのお年寄り、単身赴任のお父さん、両親が留守がちの子供、サラリーマン、ＯＬの昼食、夜食など。また、ごく一般の家庭の食卓にも、おかずの何品かは買ってきたものがそのまま登場することも増えている。ポテトサラダ、てんぷら、トンカツ、エビチリ、チンジャオロースー、ハンバーグ、鰹《かつお》だしのきいた煮物などなど、ちょっと一品あると、食卓はぐっとにぎわう。最近うちの料理がおいしくなった、と喜んでいるお父さんもいる。日本人の食事は、この「中食」が支えているといっても過言ではないほどだ。

健康な大人には便利でいいのだが、子供にはかなり問題が多い。添加物や塩分の話は他の場に譲って、ここでは食中毒の危険を指摘しよう。

「中食」をすべて否定はしない。ただ、買ってきたものは、家で皿に移し替えて食べても、やはり「内食」とは違うものなのだ。どこかの工場や調理場で誰かが大量につくり、盛りつけたり包装したり、あるいは人が大勢通る売り場のケースに数時間置かれたものだ。たまたま食べる場所が家、というだけであって、家の食事とはまるっきり違うものを口にする。

大人や、元気いっぱいのときの子供はまだいいが、たまたま疲れていたり運動のしすぎで体力の落ちている子供にとって、この「中食」は、かなり危険度が高い。現在売られている「中食」のすべてが安心とは言い切れないのだ。食中毒菌がつく機会はけっこうある。つくられるとき、盛りつけのとき、運んでいる最中、店頭に並んだとき。そして、やはり問題は、食べるまでに時間がかかるということだ。日付や時間が記してあるものも増えてきたが、つくられてから、買ってきて食卓に並び、口に入るまで、いったいどのくらいの時間がたっているだろう。もし菌がついていたら、菌は十数分から数十分に一回分裂して増えることを考えると、危険があるといわざるをえない。

個別にぴっちり包装してあるように見えるものでも、包装にはかなりすき間がある。まして大皿や箱におかずが盛ってあって、注文に応じてその場で包む形式だと、売り場の菌の状態が気になる。一度、大阪の大手デパートで、食品売り場の微生物の量を調べたことがある。夕方ともなると、その数値は地下鉄の駅の微生物の量と変わらないほど多かった。

「うちの子は慣れてるし、好きなものもあるし、いままでなんともなかったから余計なことといわないで」、といわれるのは承知のうえで、あえていっておきたい。

何もないのはラッキーだ。だが、子供はまだまだ抵抗力がない。ちょっとした風邪やお腹を壊したりという程度ですんでいるうちは、それが「中食」のせいだとは誰も気づいていないが、いつ大規模な食中毒に巻き込まれるかわからない。子供の食事を大人と同じに考えてはいけないのだ。

つくる側は、かなり衛生状態に気をつけるところが増えてきた。時間を表示して、数時間たったら売り場で廃棄するシステムも増えた。売り場の人は、そのつくり手の意識をムダにしないよう、衛生状態に気をつけて販売したい。夕方のタイムサービスを見ていると、カバーもつけずに盛られた食品の前で、口角泡を飛ばさんばかりに「安いよ。買ってって!」と叫んでいる店員さんがいる。熱心なのはいいが、営業よりまず衛生だ。

また、もし日もちしないおかずならば、売るときには買い手に、一度火を通してね、とか、これは帰ったら急いで冷蔵庫に入れてね、とか、今日中に食べてねとかつけ加えるのを忘れないようにしたい。

そして、食べる側も、つくり手、売り手の気持ちをきちんと受け取って、保管の仕方や調理法をよく考えたい。

繰り返すが、基本的に「内食」と「中食」はまるで違うものだ。そして、大人と子供では免疫力、体力ともまるで違う。

子供のための食事でおかずをつくる時間がなければ、何品も並べて食卓を賑《にぎ》やかにしなくてもいい。栄養のバランスを考えて、無理に何品目も並べても、それでわが子が食中毒にあったのでは元も子もない。とくに子供がちょっとふだんより元気がないとか、水泳など激しい運動をしたあとなどは、「中食」は避けてあげたほうがいいだろう。免疫力が落ちているようなときには子供は強い菌と戦う力はなくなっている。そういう弱っているときは大人が注意してまもってあげたい。どんなに生意気な口をきいても、やはり子供は弱いものなのだ。

だから、「中食」を利用するときは衛生状態、保管状態のよい店を選んで、買ってきたらわが家でも保管に気をつけて、一度火を入れたりしよう。そして、なるべく早く食べきるようにしよう。

買う側が、賢くなって、店の衛生状態などを選ぶ基準に入れることで、売る側も注意が行き届き、つくる側にもその思いが届くだろう。

大量生産でつくられた食べ物を時間を置いて食べる習慣は、人間の歴史の中で、まだ始まったばかりのことなのだ。つくる側、売る側、買う側、三者がいっしょになって、その食べ物を口にする人の安全を考えていきたい。

和歌山カレー事件は食中毒

「あの和歌山カレー事件は、食中毒だった」というと、「ええっ？　じゃあ、あの容疑者は無実なわけ？」と思う人が多いだろう。容疑者の問題は別にして、ともかくあれは食中毒なのだ。

事件が起こった日の報道は、かなり錯綜《さくそう》していた。最初の速報では、「和歌山の夏祭りで食中毒」となっていた。その後、青酸カリという文字が出て、次にヒ素というものが出た。このときに報道は、「食中毒ではなくヒ素が原因」としたところが多い。この言い方はまちがっている。あの事件はヒ素が原因であることはまちがいないと同時に、食中毒であることも変わりはないのだ。この辺も食中毒に関して、多くの人は「知らない」ことが多い。

食中毒というと、梅雨から秋口にかけて食べ物が傷みやすくて起こるものというイメージがある。だが、「におわないのが危ない」の項で述べたように、「傷んだ」食べ物でなくとも食中毒にはなるし、その原因もさまざまなのだ。食中毒を少々堅く定義すると、「食品に食中毒を起こす細菌が増殖しているか、食品に毒物が混入または存在しているか、そのいずれかの状態にある食品を人が摂取することにより健康がそこなわれること」となる。

要するに、食中毒とは「食中毒菌が増えた食品」か「毒物の入った食品」を食べて具合が悪くなることだ。ヒ素という毒性のある化学物質が入ったカレーを食べたことによって中毒症状が出たあのカレー事件は、「ヒ素による食中毒」なのだ。「そんなの言葉のあやじゃない」と、片づけないでほしい。カレー事件をここで例に取り上げたのは、いかに人がイメージだけで食中毒というものを捉《とら》えてしまっているかということを問題提起したいからだ。ここでしっかり食中毒というものを理解しておこう。

次頁の表に示すとおり食中毒の原因はさまざまあるが、全件数の九〇％以上は細菌性食中毒である。そして感染型と毒素型に分けられる。

感染型のほうは、食品で増殖した菌が体内に入って、体内で増殖したり、毒素を出し始めたりする。Ｏ１５７のように体内に入ってから毒素を出す菌も含まれるのだ。感染型の細菌は、熱をかけた調理方法で殺すことができる。

一方、毒素型は、食品についた細菌がその場で増殖し、その場で毒素を出す。それを食べて中毒が起きる。黄色ブドウ球菌のように毒素を出してしまうと、普通に熱を加えて調理しても毒素は消えない。この性質をよく理解しておこう。

食中毒の分類

細菌性食中毒	感染型	サルモネラ 腸炎ビブリオ 大腸菌など
	毒素型	ボツリヌス 黄色ブドウ球菌
ウイルス性食中毒		小型球形ウイルス
自然毒食中毒	動物性 植物性	フグ毒 毒キノコ チョウセンアサガオの種子 青ウメ ジャガイモの芽など
化学性食中毒	化学物質	ヒ素 農薬類など
アレルギー様食中毒		サバ味醂干し

ヒ素による食中毒は、化学性食中毒に分類される。化学物質は他にもさまざまある。各種の農薬、水銀、亜鉛、鉛、銅、殺虫剤、殺鼠剤《さっそざい》など。こうしたものが食べ物に混ざっていてそれを食べたことによって中毒症状が起きた場合も、すべて食中毒である。

自然の中にもさまざまな毒はある。魚介類では、フグのほかにも毒カマス、アサリ、カキにも毒のあるものがいる。毒キノコによる事故は秋になると各地で頻繁に起こる。イッポンシメジ、ツキヨタケ、タマゴテングタケ、ベニテングタケをまちがって採って食べる人はあとを絶たない。トリカブトによる事件を覚えている人も多いだろう。根にかなり強い毒がある。植物ではほかに、青ウメの青酸、ジャガイモの芽に含まれるソラニンによる中毒もある。

サバの味醂干《みりんぼ》しによるアレルギー様食中毒もかなりひと頃騒がれた。サバの味醂干しの製造過程で、有毒アミンの一種ヒスタミンというものが出てきて起こるものだ。不思議なことに、ほかの魚の味醂干しでは起こらない。

食中毒を、行政上の立場から見ると定義はまたひと味違う。「食品、添加物、器具、容器包装に起因して発生する衛生上の危害、事故」となる。食品を取り扱う側の責任というものが問われることになる。

日常何げなくいろいろなものを食べているが、ありとあらゆる場合に食中毒の危険は潜んでいる。一度食中毒の被害に遭った人は、食べ物を口にすることに恐怖を感じてしまう。事件に巻き込まれてしまうことは大変不幸なことだ。

大勢の人がともに食事をとることは大変楽しいことでもあるが、食事とは、単に楽しむものでなく、基本のところは命を養うものなのだということを常に忘れたくない。

冷蔵庫を過信するのは禁物

冷蔵庫はどんどん大型化し、いっぱい食品が入っている。まさに、見かけはとてもきれいで文化的な生活だ。冷蔵庫にさえ入れておけば安心とつい思ってしまう。だが、ここで勘違いしないでほしい。冷蔵庫でも冷凍庫でも死なない菌が多いのだ。

O157が問題なのも、一つには低温細菌であるという点だ。つまり、低い温度でも生きている種類の菌なのだ。普通の冷蔵庫は、七℃から一〇℃くらい、野菜室だともう少し上、冷凍庫でマイナス一五℃くらい。O157は、マイナス五〇℃くらいまでいっても死なない。増えることはないのだが、じっと生きているのだ。

そして、温度が上がると今度は増えていく。好きな温度は、二〇〜三七、三八℃くらい。四〇℃になると死ぬヤツも出てくる。七五℃で一分間熱すれば全滅だ。いちばん怖いのは、三七℃前後で生きているということなのだ。三七℃前後は人間の体温であって、体の中で繁殖することを意味している。

菌の中には、ちょっと熱めの四五℃が好きというヤツもいて、そういう菌は、人間の体の中に入ってやっと腸にたどり着いたとしても、寒くて死んでしまうから、人間にとって危険ではない。Ｏ１５７は、零下に耐え、人間の体温で繁殖可能というところが怖いのだ。

東南アジアでＯ１５７の被害が出ない理由の一つは、冷蔵庫を過信することがないからだろう。停電も多いから、冷蔵庫はあまり当てにされていない。冷蔵庫がない時代から、残り物をとっておかない習慣が受け継がれている。もし、東南アジアで、日本人のように何でもかんでも冷蔵庫にとっておくようになれば、Ｏ１５７の被害は増していくだろう。

まことに冷凍冷蔵庫は、日本では当てにされすぎている。加えて頻繁に開け閉めして、冷凍冷蔵の温度は安定しない。雑に扱っているわりに、なんとなく冷蔵庫にさえ入れておけば安心と思ってしまう。同じおかずが、冷蔵庫と食卓を行ったり来たりする光景も珍しくない。

おかずを食卓に出しておいて、その間に菌がつけば冷蔵庫にしまってもその菌はそのままじっとしている。それをまた次の日の夕食に出す。帰ってくる時間がまちまちだから、おかずはけっこう長い間そこに置かれている。菌は目覚めて、増殖開始だ。そして、それを食べた人の胃酸の波を乗り越え、三七℃前後の腸管でドドッと増殖する。

冷蔵庫は、菌の繁殖を抑える静菌という働きは持つけれども、決して菌を殺す働きはない。なまものを買ってきて調理するまで保管しても、万が一菌がついていたら、冷蔵庫の中で死んではいない。だから、冷蔵庫から出したら出しっ放しにしないです ぐ調理したほうがいい。常温に置いた途端、菌によって十数分から数十分に一回の割合で増殖を開始する。

冷凍冷蔵庫は単なる物入れでもないし、また殺菌所でもないということをあらためて意識しておきたい。冷凍庫、冷蔵庫ともギューギュー詰めにせず、三〇%ぐらいは空間をつくっておかないと適正温度を保つことは困難だということも意識したい。

効果的な消毒方法は

これだけ菌の話を読んでいると、いままで気にならなかったことが気になりだすと思う。ああ、あそこにもここにも菌がいる。私も菌だらけ。食べ物は不安。思わぬダイエット効果が出てしまった読者がいるかもしれない。だが、正確に読んでいただければ、「菌は恐ろしい面もたしかにあるが、人間が上手につきあえば、普通の暮らしは神経質になることはない」とわかっていただけると思う。

もちろん、何度も繰り返してきたが、不特定多数に提供する食品にかかわる人は、ふだんの暮らしどおりでは困る。そこで、そういうところではとにかく菌がいては大変だからと、消毒薬が登場する。何でもかんでもいつでも消毒。

この、「何でもかんでも消毒」がよくない。抗生物質の問題と同じで、頻繁に使えば消毒薬に勝つ菌（耐性菌）が出てきてしまう。さらに強い消毒薬を使い、それを下水に流して環境問題にもなる。だから、消毒薬を使うときは次の二点をよく考えたい。

1　本当に必要なのか

2　菌に耐性のつきにくい薬品で代用できないか

調理の過程、場所に応じて、どこでどのくらいの量の消毒をすれば効果的かを考えていかなければ、無意味どころか強い菌をつくり出すという弊害が起こる。

いま、消毒薬という言葉を使ったが、本来、消毒薬というのは病院関係で使われる。食品関係では殺菌剤という言葉が使われる。この殺菌剤が、食品に過度に使われた時代があった。

例えば、茹《ゆ》でたうどん玉やかまぼこ。昔は冷蔵庫などないから、こういう食品はまったく日もちがしなかったし、みんな近所でつくったものを毎日その日に買ってきて食べていたから、日もちさせるものだとも思っていなかった。ところが、大量生産、大量流通では、日もちすることは商品価値の大きな要素だ。そこで、うどんやかまぼこに、ＡＦ２や、H_2O_2（過酸化水素）などを加えることを思いついた人がいる。その当時はなんと素晴らしいアイデアかということで、そういう製品がどんどん出回った。市場のガラスケースの中にすのこが敷いてあって、茹でたうどん玉がそのまま置いてある光景は、殺菌剤が入っていたからできたことだ。

買うほうも昔のものみたいにすぐ腐らなくてこんな素晴らしいことはないと思っていたが、そうした添加物が体によくないということがわかり、いまは禁止されている。冷やすと堅くなってまずいといっても、茹でたうどん玉は冷蔵扱いだ。

消毒剤や殺菌剤は、人間の体によくないものだ。だから人の口に入るようなものには使えない。まな板やふきんなどもあまり強い消毒薬を使うことは菌の耐性の問題、人の体への影響の両面からよくない。

台所で使うには、皮膚に触れたり、万一口に入っても少量なら害のないものがいい。そういうものが二つある。アルコール（エタノール）と次亜鉛素酸ソーダ（漂白剤）である。とくに、アルコールを噴霧する商品は数多く出ているので、使っている人も多いと思う。ポンプ式になっていて、まな板とか包丁にシュッと吹きかける。アルコールのにおいもたち、いかにも清潔だ。

ステーキ屋さんのセントラルキッチンを見学したときも、このアルコールが大活躍していた。一五〇グラムの肉を目だけで判断して正確に切るという名人が、華麗なる包丁さばきを見せてくれた。その人がまな板にシュッ、包丁にシュッ、とやっている。ところが、シュッとやったまな板の菌の状態を調べたところ、菌はまったく減っていないのだ。アルコールが菌に効かないのではない。これには落とし穴がある。

シュッとひと吹きしたまな板をよく見てほしい。たぶんアルコール液の粒が細かい点状についていると思う。データによると、その粒の大きさはおよそ数十ミクロン。それが一ミリぐらいの間隔で点々とついている。殺したい相手、例えば大腸菌の大きさは二ミクロンである。アルコール粒子の中に入ったものは消毒されても、圧倒的に多いすき間のところについた菌はなんともない。シュッとやってササッと液を広げたくらいでは、菌はまだついている。

シュッと吹きかける方式で消毒することは噴霧式と呼ばれる。噴霧式は一度に大きな面積に薬を吹きかけられるように見える。O157の中毒が出たあとも、保健所は必ず大がかりな噴霧式の機械を持っていって消毒している。だが、これは先ほどのすき間のことを考えると、通り一遍シューッと吹きかけたぐらいでは効果がない。噴霧した液が一面に流れ落ちるぐらいかけなければとても二ミクロンのものには効かないのだ。

噴霧式に対して、もう一つ消毒の方法がある。清拭《せいしき》消毒、つまり消毒の液を布にたっぷり染み込ませて拭《ふ》いていく。これは、噴霧式より一見効率が悪いように見える。だが、噴霧式に比べてはるかに少ない量の消毒液で確実に消毒できる。

家庭や店の調理場で、アルコール液をシュッとやることはムダではない。ただ、噴霧するならばある程度の量が必要であること、その前によく水で洗って菌を洗い落としておくことも大切だ。そう、この水洗いということをもっと大切にしたほうがよい。消毒液に頼る前に、手でも調理器具でもふきんでも、水でよく洗い流すことが第一の基本だ。

アルコールや漂白剤、消毒液は最後の仕上げであって、最初から頼ってはいけない。まず、よく水で洗って付着してる菌数を減少させてこそ、薬品の効果も期待できる。そのかわり、すみずみまで流水が行き渡るようにし、まめに丁寧に洗う必要がある。ここでもおすし屋さんに登場願おう。一流のすし職人が、どれくらい手とふきんを洗っていることか、これは一見の価値がある。一流店は値が張るが、その仕事ぶりをとくと見せてもらえば勉強代として惜しくはない。

諸悪の根源は床と人の手

空気中にはさまざまな菌がいる。わが身から出たオナラの中の菌も参加している。菌は目に見えないほど小さいが、しかしちゃんと重量を持っている。重量があれば当然下へ下へといく。工場などで、人がたくさん働いている間は、上昇気流もあるからふわふわ漂っているが、操業が終わり人がいなくなると、ほとんどの菌が床に落ちていく。十分に掃除をしても、空気中に漂っていた菌は、掃除したあとの床にゆっくりと落ちていくから、一晩もたてば、また菌は床にたまっていることになる。

操業が終わってからの掃除に比べ、操業開始前の掃除はいいかげんになりやすい。機械にはカバーがしてあったりするから、それを外せばいい。床は「昨日、掃除したんだもん。これくらいでいいよね」と、みんな思う。

それで操業が開始されて、何かのはずみで食品が床に落ちたとしよう。それはもう、菌まみれといっていい状態だ。だが、乾いた食品だと、汚れているようには見えない。「ま、いいか」などと、アルバイト君がチョロッと拾って戻したりする、らしい。これは絶対にやってはならないことだ。家では、ちょっと床に落ちたものでも、すぐ食べればどうということはない。だが、不特定多数に提供する食品は、ついた菌はそのままの数ではなく、時間がたつごとにどんどん増えてしまう。床に落ちた食品は絶対に拾ってはいけない。「床は地獄」と思っていればよろしい。

実際、その点に関して非常に管理を厳しくしている食品工場も多くなってきた。

タイで、日本への輸出向けに焼き鳥をつくっている工場を見学させてもらったとき、床に何か落ちたらすぐにやってきて掃除してしまうおばさんがいて感心した。鶏肉《とりにく》の串刺《くしざ》しにかかわっている人たちは、テーブルより下のものは絶対触らないという、非常に徹底した基準があったのだ。

食品工場やレストランで、食品を入れた箱やかごなどを平気で床に置くところがある。どうかすると、それをまたいで歩いたりする。歩けば必ずハネが上がる。目に見えなくても、床にたまっていた菌がハネといっしょに舞い上がる。それが食品につく。食材納入業者が、菌のいないものを注意して運び入れたとしても、受け取った工場やレストランで床に置いていたために、菌がついて増殖することは十分ありうるのだ。

床にはＯ１５７もサルモネラもいると考えておいたほうがいい。食中毒の有力感染経路の一つが床だ。

菌が好んで増殖する条件というものがある。水分があるところ。そして、それぞれの菌が好む温度だ。体でいえば、腋《わき》の下、股間《こかん》、頭、足の裏など、汗をかくところに菌は繁殖する。まず、菌は水分がなければ生きていけない。

ということは、食品工場などでは、いかに不必要な水分を取り除き、なくすかということが課題になってくる（これを「キープドライ」という）。

ところが、日本の食品工場の多くは、床全体に水を流して掃除するところが多い。ほこりも立たないし、デッキブラシでジャッジャッと音を立てて洗う感覚は、掃除しているという手応《てごた》えいっぱいだ。

たしかにきれいになる。だが、その床が一晩で乾くかというと、乾かない。床の多くはコンクリートだ。コンクリートは案外水分を吸い込んでいる。床暖房でもあれば乾くだろうが、広い工場の床すべてに設置するのはかなり経費がかかる。たとえ床暖房があったとしても、操業が終了すれば切るのが普通で、乾くまで待つことはない。かくして水分たっぷりの床に、空気中の菌が降り積もるとどうなるだろう。それは菌は喜んで繁殖するに決まっている。朝になって床がようやく乾き始める頃に、よせばいいのにまた水を撒《ま》いたりして菌に水分を補給する。わざわざ撒かなくても、水を使えば床に飛ぶこともある。

床は、なるべく乾かしておくことが鉄則なのだ。ただ問題は、日本の主食、ご飯は、乾いた床に落ちてしまうと取りにくいことだ。何人かが踏んで歩けば、そこらじゅうご飯粒が糊状となってべったり張りつく。操業が終わる頃には、床が乾いているとカチンカチンだ。ご飯は、昔の中国や日本の建築の土台に使われたほどだから、その威力は並ではない。ただ、水で濡《ぬ》らせば簡単に取れるのだ。だからご飯を扱うと床掃除に水を流したくなるのは当然だ。

この問題はいろいろ研究されているが、まだ決め手はない。だが今後の方向性として床はキープドライを原則にしていくことが、食品関係の衛生には必要なことだ。

床が濡れているともう一つ問題がある。濡れた床で働く食品関係の人たちは、だいたい白い長靴を履いている。これは、一見とても清潔そうに見える。白いから汚れも目立ちやすい。きれいに洗って干してあるところなど壮観だ。だが、長靴というのはじつに通気性が悪い。新しいものでも一日ずっと履いていれば、中が蒸れてくる。働く人たちは水虫になる。長靴の中で黄色ブドウ球菌も培養状態になっている。かゆいから、無意識のうちに長靴の中に手を突っ込んでかいたりもする。その手は菌でいっぱいということになってしまうのだ。

床が濡れていなければ、長靴は必要ない。乾いた床にスニーカーを履いていれば、足も快適、食品も安全だ。

繰り返すが、不特定多数に提供する食品にかかわる場合、理想は乾いた床できちんとした掃除をし、なおかつ床には決して食品を置いたりしないことだ。そして、床に落ちたものは使わずに捨てるよう徹底すること。これはとくに大事だ。食品を捨てることはもったいない、と思うのは人情だが、その食品は家でつくる料理とはまったく違うものだということを何度も確認したい。食品をもったいないと思う気持ちが裏目に出て、多くの人を食中毒に巻き込むかもしれない。不特定多数に提供する食品にかかわるときは多くの人の命をまもることを第一に考えたい。それから食品は床から八〇センチ以上の高さのところに置くこと。乾いた床にするのが難しい場合はなおのこと、「床は地獄」という考え方を持って食品を管理していきたい。

そして、床と並んで、食中毒の感染経路の有力候補となるのはやはり人の手だ。なぜ人の手は汚いのか。確認しておこう。

アブナイ菌の最も多いところは？

人間の体表で人間にとってアブナイ菌が最も多いのは肛門《こうもん》周辺だ。ということは先に述べた。頭などに黄色ブドウ球菌がいくら繁殖しても、やはり肛門様には敵《かな》わない。

丈夫な人で何かの食中毒菌の健康保菌者となった場合、その菌は腸内細菌となって腸の中で暮らしている。その腸内細菌の出口は、肛門である。いくらくしゃみや咳《せき》をしても腸内細菌は出てこない。そして、肛門にいちばん近いのが、じつは「手」というものなのだ。

肛門に近いのはお尻《しり》のほっぺたでしょう？　という人は、自分の行動をよく振り返ってほしい。オシッコしたりウンチをするたびに手は肛門の辺りをうろうろする。お尻を水で洗うトイレにしても、パンツの上げ下ろしは手でやるしかない。まして、紙を使って手で拭けば、前に書いたように菌の嵐《あらし》だ。体の中で肛門に届いてコミュニケーションをとっているのは手だけなのだ。衛生を考えて足でお尻を拭いてます、という人はあまりいない。

かくして手は肛門についでアブナイ菌にまみれているということになる。ところが、最もきれいでなければならない食品に触るのも、同じ「手」なのだ。インドの人たちが、肛門とコミュニケーションをとるのは左手に任せて右手でものを食べるのは、大正解なのだが、そのインドの人も食品工場では、まさか右手しか使わないというわけではないだろう。

洗って消毒する前の手は、ほとんど肛門だと思っていいくらいだ。これも前述したように、ふだんの暮らしでいいかげんな手洗いで何も起こらないのは、菌の数が少ないし、たまたま免疫力があったり条件がよくてラッキーだったという面も大きい。

手は諸悪の根源と自覚して、何百人もの子供たちやお年寄り、病気の人たちが食べるものをつくろうというときは心しなければいけない。

手が汚いのはなにも肛門との関係ばかりではない。手は本当に働き者で、ありとあらゆるものに触る。触ったものに菌がついていれば、次に触ったものにその菌は移っていく。日常、なんとなく手を洗っているが、たくさんの人に提供する食品にかかわるとき、いったいいつ手洗いをすればよいのか、アメリカの食品関係でまとめたものがある（日本食品工業倶楽部主催「流通業のHACCPとは――その問題点と食品工業のあり方」一九九九年五月、日佐和夫講演より）。

1　仕事を始める前

2　食品を触る前

3　トイレのあと

＊4　なまの食品を触ったあと

＊5　ティッシュ、ハンカチを使ったあと

6　ゴミを扱ったあと

＊7　耳、鼻、髪、口など体を触ったあと
8　煙草《タバコ》を吸ったあと
9　休憩のあと
10　動物を触ったあと
11　その他非衛生行為のあと
この中で＊印のついた項目にとくに注目してほしい。

4のなまの食品には、いろいろな菌がついている可能性がある。例えば、なまの肉や魚・卵を触った手でサラダをつくるのは危険だ。

5のティッシュペーパーの場合、鼻をかんだとすると、鼻汁にはものすごくたくさんの黄色ブドウ球菌がいてこれが手につく。

ハンカチというのは意外だが、欧米人はとくにハンカチは紙のかわりに使う場合も多いし、咳やくしゃみが出るとき口を押さえたりもする。洗った手を拭くのにしか使わないという人も、そのハンカチには案外菌が多い。手を拭いたあといちいちお日様に当てて乾かしていれば問題ないが、暗いポケットの中で湿っているとすれば、菌の培養所だ。日常では手を洗って水分を拭き取るのにハンカチを使っていいのだが、食品関係では洗った手はペーパータオルで拭くのがいいだろう。

7の耳、鼻、髪、口。もうおわかりだと思うが菌がいっぱいいる。何もしないでいる分には菌がいっぱいいても問題はない。常在菌はいたほうがいい。そして、彼女の髪をやさしくなでてもいいのだ。だが、その菌のいるところを触った手で、すぐ食品を触ることが危ないのだ。鼻をかいたり、耳をこすったり、髪をかき上げたり、口のまわりをしごいたりする癖は、昔からあまりよくない癖とされている。すし屋や日本料理の板前さんたちはかなりうるさく注意されているはずだ。鼻をすりながら握ったすしなどごめんだと誰でも思う。表に出ない分、注意されることもないが、食品関係に勤めるすべての人は、仕事中は首から上に手をやってはいけない。体をあちこち手で触る癖はお互い注意してなくさなければいけない。

大切なのは目的に合った手洗いが、時に応じてできることだ。うちの工場ではちゃんと消毒薬を使ってますといっても、いつ使っているかが問題なのだ。

仕事を始めるときに消毒薬を使ったとしよう。その人が、運び込まれた魚介類を扱うとする。うろこを取ったり殻をむく。下処理をしたその手を、ざっと洗っただけで刺身を盛り合わせたとしたら、下処理の魚介類に食中毒菌が付着していると食中毒の可能性は十分あることはすでに述べた。そこで、消毒薬を使って手を消毒しているから私は原因ではない、というのは通用しない。

なぜなら、消毒薬を使った調理開始時点では、自分の手についていた腸内細菌はたしかに死んでいる。手はきれいだ。だが、そのあとで触れた魚や貝殻には腸炎ビブリオ菌などがついている可能性は十分ある。それを扱ったあとにこそ、十分な手洗い、消毒薬が必要なのだ。

調理の過程を分けて考えることは大切だ。ここからは、もう熱を加えないというところ、煮たものを冷まして和《あ》えたり、盛りつけたり、なまもので何かをつくるときの手が問題なのだ。だから、何でもかんでも手洗い、消毒ではなく、菌がいそうなものを触ったあと、そして、菌が入っては困るものをつくる前に、きちんと手洗い、消毒をすればいい。

ここから菌は侵入禁止！　つまりは、清潔にしなければいけない段階はどこなのかということを見きわめ、同じ調理の中でもけじめをつけよう。その段階にきたら、いまから清潔にしていなければならないこと、「清潔行為」にかかわるんだ、とはっきり自覚し、「清潔行為」の前に手洗いと覚えよう。

3章　ちょっと待て！
〝抗菌グッズ〟で安心か

まちがいだらけの抗菌神話

「抗菌まな板って、使ったあとも洗わなくてもいいんですか」という相談があった。いくらなんでもそのまな板で、豚肉を料理したあと洗わずにリンゴを切って食べはしないだろうが、その相談者の口振りは、「抗菌なんだから、なま魚でも肉でもその上で切ったら殺菌されて食中毒は起きない」と信じているふうでもあった。

あるいは、抗菌ふきん。これで机を拭《ふ》けば、そこは無菌。抗菌剤入り洗剤を使っているからキッチンスポンジは一日中ずっと清潔。抗菌シャツだから、汗臭くないしお肌もきれいにしていられる。

と、いうふうに思ってしまう人も多い。ホントに抗菌グッズはそんなに効果があるものなのか。なんとなく、何かよさそう、清潔そうと思えてしまうこの「抗菌」という言葉、いったいなんなのだろう。街頭で一〇〇人の奥様に聞いてもらいたい。「抗菌てどういう意味でしょう？」。たぶん消毒とか殺菌に近いイメージを持っている人が多いだろうと思う。だが、だったらなんで、いままであった殺菌という言葉を使わないんだろう。殺菌まな板とか、殺菌ふきん。うーん、どうも言葉として殺伐とする。だからひびきのいい「抗菌」にしたのだろうか。

巷《ちまた》にあふれる抗菌グッズの、もともとの始まりは靴下だった。「足が臭い」のをなんとかしようというところから始まり、清潔志向に乗って、抗菌シーツ、抗菌シャツ、抗菌歯ブラシ、抗菌剤入り洗剤、そしてキッチン用品をはじめ、さまざまな身の回りの商品にドッと広まってきた。

急に出てきたこの抗菌という言葉は、とてもあいまいだ。使用後の菌の数とか何とか定義があってもよさそうなのに、何もない。それなのにいまや抗菌や除菌という言葉が幅広く使われている。

微生物を殺すとか取り除くことに関する言葉は左表のとおりだ。きちんと決められているのは、滅菌と消毒。この二つは、薬局法で滅菌消毒法という法律で定められている。滅菌は、とにかくすべての生きた菌を殺すか除去すること。ゼロでなければダメだ。消毒は、微生物による病気という観点からいって、感染の恐れがない量まで殺すか除去すること。そして、食品のほうでは、消毒という言葉でなく同じ意味で殺菌という言葉を使う。

微生物制御の用語の定義

用　語	定　義
滅　菌	対象物に存在するすべての微生物を殺滅するか、除去すること
殺　菌	単に微生物を殺すこと
消　毒	人に悪い影響を与えないレベルに微生物の数を減少させたり、特定の微生物を殺し感染を防止すること
静　菌	微生物の増殖を抑制、阻止すること
除　菌	対象物から微生物を除去することで、滅菌・消毒のような除去レベルは不明
抗　菌	除菌と同様、除去レベルは不明で殺菌、滅菌、消毒、静菌、除菌などの意が含まれて使われる

では抗菌はどうかといえば「滅菌、殺菌、消毒、静菌、除菌」などすべてを意味する。

これは困った。菌の数が最初一万個あったとして、ゼロになっても抗菌、一時間たって一万個で同じ数だとしても、増殖をおさえている（静菌）から抗菌だということだ。場合に応じて使えるオールマイティーな言葉なのだ。ということは、どうも抗菌というのは、殺菌や消毒と同じと思ってはいけないらしい、とわかってくる。菌に対して程度は差があるが何か効果はある、ということらしい。

抗菌グッズは、たしかに抗菌物質を使ってつくられている。抗菌物質の多くは銀や銅だ。これは、金属イオンと菌がくっついたときに、菌が死んでしまうことを利用している。たしかに銀イオンや銅イオンは菌に対して有効であり、一般に汚いと思われているお金、コインが案外きれいなのは、このイオンのおかげだ。

その性質を利用して、いちばん最初の抗菌靴下には、繊維に極細の銅線を巻いたものを使った。素材である繊維やプラスチックに銀や銅をねり込んでいる。表面に出ている銀イオンあるいは銅イオンと菌がひっついて菌が殺されるという仕組みだ。繊維の場合、無機でなく有機の化学物質を使い、洗剤にも耐えられるようにしているものもある。その技術は素晴らしいし、その理論にまちがいはない。

まちがっていないが、問題もある。銀がすごい抗菌力を持っていることは古くから証明されている。銀の食器が欧米で使われ、ヒ素など毒に反応して黒くなることなども有名な話だ。だが、銀イオンが表面に付着した菌と結びついて菌が死ぬまでには時間がかかる。それに、抗菌グッズの表面に油分や水分がついてしまうと、イオンは働かなくなる。

例えば、靴下をはく。はいてすぐは臭くない。まだ体も汚れていないからだ。それで、そろそろ銀イオンが働きだすからまあしばらく臭くない。だが、ちょうど効きだした頃、別の問題が起きる。汗だ。いくら銀イオンといえども、体内からにじみ出てくる汗そのものを止めることはできない。汗には脂分がある。当然、脂分が靴下につく。そうなるとイオンの働きは低くなる。だから、抗菌靴下の効果を一〇〇％期待しようとするなら、一日五足ぐらい替えたほうがいいという笑い話のようなことになってしまう。

あるいはまた、抗菌ボールペンなんていうものまで登場した。病院とか公共施設で使うための気遣いだろうか。どうもそうばかりではない。近頃の無味無臭タイプの男の子も自分専用に喜んで持っている。だが、ボールペンのプラスチックのところに練り込んである銀イオンに手の脂がついてくると、イオンとして働かなくなる。これも、抗菌効果を常に持たせるためには常にボールペンを触る前に手をよく洗い、使ったあとにはキュッキュッと磨く必要がある。それだけやれば普通のボールペンだって十分きれいだろう。

だいたい自分しか触らないのに、ボールペンにまで無菌を求める理由は何なのだ。そんなに自分が汚いというのだったら、もう自分が死ぬしかないだろう！　と、いってやりたいが、無臭男はどこ吹く風、髪をかき上げ耳や鼻をこすって、自分の黄色ブドウ球菌をたっぷりつけた手で、抗菌ボールペンをくるくる回している。

まあ、病院のカルテに付けてあるボールペンなどに抗菌のものを使うという意義はある。そのかわり、やはりきちんとアルコールで拭いて、いつもきれいにしておかなければ、抗菌の意味がないことに変わりはない。いろいろな菌が交錯する現場で、共同で使うものをきれいにするという意識を持つというメリットはあるのだ。

メーカーは、自主的にいろいろな実験をして、抗菌効果を確かめてはいる。だが、同じボールペンをずっと使っていて汗がにじんできたときどうなるのか、といったことまでは実験結果を発表してくれていない。このボールペンは、いつもきれいにしていればこういう効果がありますと、使い方を示してはくれない。

これはまな板も同じだ。揚げたてのトンカツを切って、まな板中に油が広がったあと、十分洗わずに魚を扱う。と、そこにいる腸炎ビブリオ菌はどうなるのか、ということには触れられない。

「使い方によっては抗菌効果はないですよ」といっておくのが、消費者への親切だと思うがいかがだろう。

これでおわかりのとおり、どんなに抗菌グッズを揃《そろ》えても、それだけで掃除も片づけもいらないわけではない。まな板もふきんもきちんと洗って乾かしておいてこそ、抗菌効果は発揮される。洗面所や浴室などいつも水分がかかるところで、抗菌効果を期待するのも難しい。抗菌物質が効果をあげるよりも、汚れと水分で菌は嬉《うれ》しく増殖する。こまめに水分を拭き取っていれば、いくらか菌に対して効果があるやもしれないが、そのまめさがあれば、わざわざ抗菌仕様でなくとも菌は繁殖しない。

つまり抗菌グッズは、残念ながら都合よくサボれる商品ではない。手間ひまかけてのちの抗菌グッズなのだ。

ペットボトルに無菌を求めても……

一時、ミネラルウオーターのペットボトルにカビが入っていることがわかって大騒ぎになった。ミネラルウオーターというのは、山の自然の水だ。山には鹿《しか》も猪《いのしし》もいるだろう。もちろん菌もいる。そういうところの自然の水が、本来無菌であるはずはない。地下何千メートルから汲《く》み上げた水というのはまたちょっと違うが、ともかく自然というのは無菌ではないのだ。

それをペットボトルに入れて何日ももつようにして、大量に売ろうとするから話がややこしくなる。

無菌のものを求めておいて、最近はペットボトルにじかに口をつけて飲む人が増えた。あるコマーシャルで、女性が「ちょっとやめてよ。じか飲みするの！」とイライラして怒鳴っていたが、あの女性は微生物学的に正しい。

一回口をつけたら、そのペットボトルの水は、もう菌のワンダーランドだ。口の中、唾液《だえき》一グラムの中にはおよそ一〇の七乗（一〇〇〇万）個くらいの菌がいる。息をしたり喋《しゃべ》ったり、口はけっこう忙しく外部の菌に接触している。食べ物を入れて嚙《か》んで飲み込んでしまうと口の中の菌も全部胃の中に行ってしまうので、食後一時間くらいはあまり菌がいない。微生物学的に正しいデートの仕方は、手を洗って食事をしてから急いでキスをする、ということになる。夕食前のキスは愛の交歓ではなく、菌の交換になってしまう。

それはともかく、忙しく外部の菌を取り入れている口をペットボトルにつければ、その一グラム中一〇の七乗個という大量の菌がペットボトルに移動するのだ。それを一日持ち歩いて飲んでいる。菌は当然増えているだろう。だが、それで病気になるかというとそんなことはない。

あるいは缶に入った水やコーヒーの類《たぐい》。あれももし中の飲料にカビだの菌だのが一個でも入っていたら大騒ぎだが、自分の汚い手でプルトップを開けるときにベタベタ触って菌をなすりつけて飲むことには、人は案外平気だ。缶は金属だから抗菌作用があり、それほど汚いことはないが、それでも手の脂といっしょに菌がついていれば菌はそこで生きている。

カビより「わしづかみ禁止法」

自動販売機でゴロンと出てくれば、そこから先は自分の責任だが、たまにコンビニやスーパーで缶コーヒーを買い、レジでお金を払う。そのときに缶のバーコードを読み取るためにレジの茶髪の兄ちゃんはおもむろに缶の飲み口のところをわしづかみにする。ああチャパツ菌が……とのけぞっても遅い。バーコードが缶の下についているから、これは致し方ない行動なのだ。それでも、手についた菌のことを気にする人はあまり多くはない。ペットボトルのカビであれだけ大騒ぎをしたのにもかかわらず、だ。ミネラルウオーターのカビごときよりも、コンビニの兄ちゃんが缶コーヒーの飲み口部分をわしづかみにすることのほうが、はるかに汚い。

兄ちゃんはトイレに行って、五秒も手を洗わずに出てきて、そのままレジに立つ。コンビニのトイレにO157の菌がいて、兄ちゃん経由で缶コーヒーの飲み口にその菌が一〇〇個でもついたとしよう。たまたま、スイミングの帰りに寄った疲れた子供が飲めば、O157に感染するかもしれない。カビより「わしづかみ禁止法」でもつくったほうがいい。まず、缶入り飲料のメーカーは、バーコードは側面の上方に印刷したほうがいいと思うが。

こうして、日常かなり危険なことを見過ごしておきながら、一方で、ミネラルウオーターのような本来菌がいて当然のものにまで無菌を求めるというような、おかしな潔癖性が出てきてしまう。外部の菌に過剰反応しすぎて、抗菌、除菌という方向に走ってしまう。このちぐはぐさは、やはり、菌というものが目に見えないことからきているだろう。たまたま、ミネラルウオーターの場合は、検査をして数値が出た。数字として見せられてはじめて、えッそんなところにカビが！　と驚いてしまうのだ。

もし口にするものすべてについてこうした検査結果が示されていたらどうだろう。「菌の入ってる水なんてイヤあねえ」と話しながら食べているショートケーキのイチゴ。これは大腸菌を食べているようなものだ。イチゴには種があって、その裏側のところまで洗うのは至難の業である。塩を入れようが菌は全部は死なない。多分すごい数字だ。だが、誰も気に留めないし、とくに問題は起きない。安心して召しあがれ。

イヤがられるのは承知で、数値の出ている食品をあげてみよう。

		〈一般細菌〉	〈大腸菌群〉
ランチ	ポテトサラダ	一万個	一〇〇〇個
	キャベツの千切り	一〇万個	一万個
お弁当	マカロニ	一〇万個	一万個
	キャベツの千切り	一〇〇万個	一万個
スーパー	マグロの刺身	一万〜一〇〇万個	一〇〇〜一億個

この数値は、奈良県内で調査したもので（勝井則明ら「奈良県橿原《かしはら》市内における生食品の細菌汚染状況」“J. Antibact. Antifung. Agents” Vol. 26, No 2. 1998）、ごく平均的なものである。とくに衛生状態の悪い店ではない。ちなみに指導基準というのがあるが、調理済みのものでは一般細菌は一〇の五乗（一〇万）個以下、大腸菌群は

ゼロ、となっている。

この数値から学ぶことは二つある。

一つは、われわれは菌に囲まれて暮らしているのであって、このぐらいのものをいつも食べていても平気なのだということ。

もう一つは、日常いくらでも食中毒にかかる危険は転がっているから、疲れて抵抗力の低いときは注意しようということだ。

つまり、菌を避けて無菌状態で生きることを目指していては、とてもこの世では生きていけないのだ。すでにいる菌とうまくつきあったり棲《す》み分けたりしたほうがいい。それには、やたらと抗菌グッズで身を固めて無菌のミネラルウオーターを求めるのでなく、免疫力をつけ、菌のことをよく知って、肝心なところでよく手を洗ったり食べるものに気をつけたりという方向をとるほうが大切なのだ。

ホテルにご用心！　消毒済みでも菌

ホテルに泊まると、コップやトイレに「消毒済み」と書かれた薄い紙がかけてある。ベッドには清掃担当者の名前まで書かれてあったりする。見かけはとても清潔だし、

「消毒済み」と、わざわざ書いてあるから安心だ。「さて、お茶でも一杯飲むか」

ちょっと待った！

この紙は案外曲者だ。何の基準で、「消毒済み」の言葉が使われているのか、この紙が貼《は》ってあってもかなり菌がいるのだ。決して無菌ではない。

数年前、全国の高級ホテルからビジネス用までホテルの計八〇室について、仲間といっしょに一年がかりで調査をしたことがある。検査方法は、出張や観光で出かけたときに部屋に入ると同時に、室内のスリッパ、浴槽、コップ、便座などの表面から、四種類の菌それぞれを繁殖させる寒天（アガースタンプ培地）で採菌して研究室に持ち帰って培養し、菌の有無を調べた。

調査した菌は、次の四つだ。

1　一般生菌………全体の菌汚染度を見る

2　大腸菌群………これ自体は有害ではないが、糞便《ふんべん》汚染の指標として消化器系伝染病や食中毒菌の指標菌として使われる

3　ブドウ球菌……人の表皮についていて、化膿性《かのうせい》疾患などを起こす菌も含まれる

4　真菌…………カビ類

まず、浴室のコップ。全体の七八・八％から一般生菌、四八・七％からブドウ球菌、

三・八％から大腸菌群を検出した。コップには、九五％のものに「消毒済み」と書いた紙やビニール袋がかかっていたのに、である。

次に便座。ここにも半数以上に「消毒済み」の紙がかけてある。ところが、便座の表側からは、なんと一般生菌一〇〇％、ブドウ球菌が七〇％近く、大腸菌群も約一〇％検出した。

菌が検出されること自体はとくに驚きではない。不特定多数の人間が利用するところならさもありなんと思うのだ。だが、そこに「消毒済み」と書かれた紙があるから、腹が立つではないか。

ちゃんと消毒できてもいないのに、これでは詐欺だろう、といいたくなる。「消毒」は無菌ではないから、まちがった表現ではないが、これでは見かけの清潔だけではないか。

この状態で書くとするならば、「一応、洗っておきました」くらいの慎ましさでちょうどいい。それを見て、使う側は体力、性格に応じて判断できるではないか。紙なんか見もしない豪傑はそのままで十分いけるし、体力がた落ちで到着したのなら熱湯で洗うなりして使えばいい。神経質な人はアルコールを持ち込むだろう。それなのに「消毒済み」と書いてあれば、素直な日本人は「そうかそうか、無菌なんだ」と信じてしまう。

ホテルは、じつにさまざまな人が利用して、食べて、排泄《はいせつ》して、風呂《ふろ》に入って、寝るという一通りのことをするところだ。ありとあらゆる菌が行き交う。中には危険な菌が残って感染症になる恐れは十分あるのだ。清掃がいちばん重要な仕事であるが、それこそ見かけの清潔を保つのがやっとという感じがある。

コップと便座のほかに、大腸菌群の検出率が高かったワースト5は、①浴室のカーテン、②書き物机、③応接テーブル、④浴室の床、⑤便座の裏であった。
①、④、⑤は、わかる。ここで不思議なのは、②の書き物机と③の応接テーブルになんでそんなに大腸菌群がいるのかということだ。便座の裏より汚いとはどうしてなのか。まさか、ホテルに泊まる人は、裸で書き物机や応接テーブルに座るのか……。
このミステリーは、あるホテルの清掃を見て解決した。たくさんの部屋の掃除を限られた人数でやるのは大変なことだ。効率というものがある。そのホテルの清掃では客が使用したバスタオルを室内の清掃に使用する。小さいほうのタオルは見た目には汚れていたりするが、バスタオルは風呂上がりの体の水分を拭き取るのが主だから、「キレイ」で、バスルームの湿気を取るのに使う、そうすると、ちょうどよく水分を含んでいる。これで室内の机をサーッと拭くといっぺんに「キレイ」になるというわ

けだ。

これぞ「見かけの清潔」の代表である。バスルームはトイレもいっしょにあり、大腸菌からブドウ球菌から菌がどっさりついている。それで机を拭くとは、暴挙といってもいいだろう。

あれから数年、ホテルの清掃法が格段によくなっているようでもない。消毒剤のにおいがぷんぷんするほどきつい消毒も考えものだが、見かけの清潔より実質の衛生を考えていかなければ、結核などのように忘れかけているような病気や感染症の温床にならないともかぎらない。

とりあえず、利用する側としては、「消毒済み」の表示があっても、これらのことを肝に銘じて、気になる人はコップや浴槽は湯で洗ってから使うなど自衛すればよい。

抗菌便座の意味は？

抗菌便座というものがある。これも、「これで、ホテルの便座もＯＫね！」というのは甘い。トイレで出すものといえば、菌の塊である。どのぐらいの菌の量か想像を絶する。菌の塊を出せば、フワーンと臭気が漂う。漂うと思った瞬間には、そこら一面菌だらけだ。つまり、見た目には菌の塊は、便器の底のあたりにじっと佇《たたず》んでいるが、菌は浮遊している。そして、お尻《しり》の周りはもちろん菌に満ち満ちている。お尻の汗とともにベタッと便座につく。便座シートなるものがあるが、それで前からいる菌がつくことを防ぐとともに、新しいお尻の菌がつくことを幾分減らせるかもしれないが、ゼロではない。それがトイレというものだ。

それなのに、抗菌便座である。この菌の塊に抵抗しようという志は買うが、現実的な試みとはとても思えない。抗菌物質を練り込んであっても、その抗菌作用のイオンが菌と結びついて菌が死ぬには時間がかかる。しかも汗などの物質が常にある。掃除をして拭き取ったとしても、イオンが働きだす頃には、新しいお尻がやって来て汗などの物質と大量の菌をどんと置いていく。イオンとしては勘弁してくれといいたい。一方、便座に付着した菌は、お尻の汗などの物質を栄養にどんどん元気よく増えていく。どっちが勝つかはいわずと知れたことだ。

抗菌グッズで命はまもれない

抗菌という言葉は非常にあいまいな言葉で、抗菌グッズは生活を快適にする一つの材料だ。だが、その材料をどう使うかで抗菌の効果には差が出てくる、そして、抗菌グッズに一〇〇％の殺菌、消毒効果を期待してしまうと、どうしてもいままでの基本的な掃除や手入れ、気遣いを忘れてしまい、かえって衛生状態が悪くなってしまうこともありうる。

ちゃんと手間ひまかければ抗菌グッズは力を発揮するし、強い化学薬品を使わない掃除ができるというメリットもある。商品を売る側も、抗菌効果を過大にいわないほうがよいが、買う側も、知識を持って賢く使いたいものだ。

見かけばかりきれいにしても菌に関する正しい知識がないと目に見えない菌にはとても太刀打ちできない。

例えばＯ１５７で、死者を含む大きな被害が出ているのは、アメリカ、イギリス、日本という先進国だ。２章でも触れたが、高温多湿でありながら東南アジアなどでは大きな被害はない。見かけは先進国のほうがはるかにきれいに見えるが、東南アジアなどでは、経験的に実質的な衛生ということをよく知っているのだ。なま水を飲まない。なま肉を食べない。ご飯でもおかずでも、残り物は必ず捨てる。停電もあるから冷蔵庫には頼らず、古いものは食べない。料理したらすぐ食べる、などなど。

見かけがきれいな文化的生活になってくると、その辺が甘くなる。夏なら涼しいと感じる二五℃もある部屋の中に一日中食べ物を置きっ放しにしていても、菌がいそうには見えないから平気で食べてしまったり、きれいなキッチンで、きれいな野菜サラダを、よく洗わない手でつくったりする。しかも、外食チェーンや学校給食などで、画一的に調理されたものを食べる。そこでは大量に仕入れ、大量に長時間保管したりもする。それが原因で、大勢の人たちに一度に被害が出る。

そして、日本人のキレイ好きが、いまの過度の抗菌グッズブームを生み出した。このブームは、世界中探しても日本だけの現象だ。抗菌グッズに頼ってとてもきれいに暮らしているようには見えても、どうも肝心のところでちゃんと手を洗っていなかったりする。これは、一見きれいな生活でも、実質的な衛生は保たれていない。

見た目がきれいになればなるほど、この実質的な衛生は見過ごされがちになる。全体が見るからに菌がいそうで汚ければ、いやでも気をつけるし、昔の言い伝えなども有効だ。ところが、きれいになってくると、病気も食中毒も過去のもののように思えて忘れてしまう。グルメブームで、昔の人は絶対食べなかったものまで、なまで食べたりもする。

「衛生」という言葉の衛は自衛の衛、すなわち、「まもる」こと。生は生命の生を表す。ということは「衛生」とは本来、〝命をまもる〟という意味だ。

単に清潔やきれいということと「衛生」は、まったく別問題と考えたほうがいい。清潔、さわやか、きれいというのは得てして感覚的だ。衛生は、その先の目に見えないところで、人間の命をまもることなのだ。見かけの清潔もそれはそれで大切には違いないが、それだけですませてはいられない。だから、抗菌グッズを使うにあたっても、ただなんとなくベタベタしないとか、臭くならないといった見かけを求めるものなのか、本当に命までまもる衛生的なものなのか、はっきりしておかないと、混乱する。

前述のように、抗菌まな板にしても、使い方次第では必ずしも菌を殺すことができない。においがつきにくいとか、汚れがつきにくいという段階は、見かけの清潔の段階だ。だが、普通の人は、「抗菌」と名づけば、それは「衛生的」なものだと思ってしまう。「抗菌グッズ使っててこんなにきれいだから、絶対安心！」と。その勘違いが、だんだん社会全体の「衛生」の感覚になってしまうのが怖い。

不特定多数に提供する食品にかかわるときは、見かけの清潔だけでは絶対に怖い。しつこくいうが、調理の段階で、ここからは菌がついては困るという段階になったら、やはり、実質の衛生を求めなければいけない。それは、道具や薬に頼って楽に得られるものではない。道具や薬はあくまで手助けとして、菌に対する正確な知識で手間ひまで実質の衛生を獲得しよう。

自然との触れ合いが免疫力を高める

「子供は抵抗力が弱いから、抗菌グッズで身をまもってあげなくては……」という声を聞いた。

ちょ、ちょっと待った！

それは違う。前に述べたように、抗菌グッズに頼っても、心身の健康は得られない。菌のすべてが悪者でないことは繰り返し述べてきた。無菌状態を目指すのはとても非現実的だしムダなことだ。体には人の体を構成している細胞の数より多い常在菌がいて、皮膚にほかの菌が繁殖するのを防いでくれたり、腸の中で消化を助けたり食中毒菌と戦ったりしているおかげで、われわれは元気にしていられる。

菌は複雑な面を持ち、したたかにしなやかにひたすら生きている。人間は、少しぐらい悪さをする菌に出合っても平気なように免疫をつけ、菌と共生する道をとることが大切だ。

子供には抗菌グッズで身を固めさせてはいけない。なるべく、土のあるところで遊ばせたほうがいい。

　土には土壌菌がたくさんいる。二〇〇種類以上の菌がいるのだ。昨今人気の有機農業は、この土壌菌を生かした農業をしようということだ。人間の体も、もとはといえば土とは浅からぬ関係がある。

　腸というのは体の中というが、じつは、口から肛門《こうもん》まではひと続きの管であり、体の外と同じだ。だから、腸の中は土の状態と似たところがあるのだ。腸内細菌は、土の菌を吸い込むことで豊かになり、菌が増えれば有機農業で育つ野菜のように体も元気になっていく。抗菌グッズで身を固めることはビニールハウスの中で、農薬と化学肥料をいっぱい使って野菜をつくることに似ている。見栄《みば》えはいいが、病気に弱く、さらにたくさんの農薬を使うことになる。

　田舎で遊ばせると子供は元気になるが、あれは空気や水、食べ物のせいばかりではない。この土壌菌が空気の中にたくさん漂っていたり、土や川の水と子供が触れ合うことで、子供は菌を腸に送り込み、免疫をつけているからなのだ。

　柔軟な子供のうちに、たくさんの経験をさせてあげて、腸内細菌も増やしておいてあげよう。

4章　病院は危険がいっぱい

どんな病院がいい病院？

「病院てきれいですか？」と質問されたら、どう答えるか。たぶん、誰もきれいだとは思っていない。あらゆる人が、あらゆる菌を持ってくるのが病院だ。たしかに冬の待合室に五分もいれば風邪《かぜ》がうつりそうだ。病院に置いてある本にはどんなバイキンがついているかわからないから、触ったあとよく手を洗うようにとお母さんは子供にいう。

だが、病院の中には、世の中でいちばん菌のいない場所もある。手術室だ。ここに菌がいては困るから、特別な掃除をして特別な手洗いと身支度をする。病院というのは最も菌が集まるところであると同時に、最もきれいにしなくてはいけないという、大変なところなのだ。

患者さんは当然、免疫力も低くなっているから、入院中、菌に感染しやすい。とにかくきれいにして、衛生状態をよくしていくべき場所であるが、入院患者の大部屋などはとても難しい状況を抱えている。病室では治療するばかりでなく、着替えたり、食べたり排泄《はいせつ》したり、うろうろ歩いたりと、衣食住をまかなう場所となる。ホテルどころでなく、菌の大集合地帯となる。

日本の病院の大部屋は、とにかく狭いところに大勢の患者さんがいる。全員が歩いてトイレに行けるわけではない。部屋の中で排泄もする。オナラもする。当然、患者さんの体にもベッド全体にも腸内細菌はいっぱいだ。お風呂《ふろ》に入れない患者さんも多いから、そこで体を拭《ふ》いて下着を替えたりもする。髪の毛と陰毛がいっぱい落ちる。髪の毛は枕《まくら》カバーについたのを気をつけて捨てるものだが、陰毛は案外目につかず着替えるときに軽くはたいたりして、床に落ちるものらしい。病院中の陰毛は、ばかにはできないものすごい量であり、モップで集めると毛玉ができる病室もある。

この陰毛をただの「毛」と思うのが普通の人だが、微生物を知ってしまった人は、陰毛イコール「腸内細菌の塊」に見える。陰毛は肛門《こうもん》の近くに生えており、肛門一帯が、腸内細菌にまみれているからだ。床に散らばる陰毛は、その病室には腸内細菌がワンサカいるということを示している。しかも、家でお父さんの毛がついていて汚いという次元ではない。いろいろな病気を持った他人同士の腸内細菌が大集合している。

こういうことをわかったうえで、キチッとしたお掃除をしてあげないと、患者さん達は安心して療養はできない。

病院というと必ず消毒薬のにおいがするが、必要のないところまで強い消毒薬を使って、菌に耐性を持たせることは危険だ。だから消毒薬を大量に使う前に、まず清掃なのである。それなら簡単だと思う人も多いだろうが、病院の清掃は家の清掃とは勝手が違う。ずっと寝ている人もいる。ほこりを舞い上がらせるようなやり方ではダメだ。見かけの清潔に終わってもいけない。

そういうことを考えると、病院の清掃というのは、患者さんが気持ちよく療養して治療の効果を最大にするための大前提であり、治療の一環と考えてもいい大切なことだ。

欧米では、こうした病院の清潔、衛生が強く求められている。病院を選ぶ側の目もかなり厳しい。日本では、病院を選ぶ基準は、家に近いとか、かかりつけの先生がいい人だとか、知り合いが手術をして評判がいいとかが主だ。アメリカでは患者はどんな基準で病院を選んでいるか。次の調査をご覧いただきたい。

・患者の期待する病院像（一九八三年米国調査）

1　清潔な病院

2　よい医療機器

3 よい看護
4 よい評判
5 よい医者
6 家庭医が紹介してくれた病院
7 従業員が親切
8 きちんと管理されている病院
9 以前行ったときよかった
10 おいしい食事

まず第一番に、きれいであることがあげられる。クリーンホスピタルだ。「クリーン」は、「きれい」と訳せるが、その基準は、日本人がイメージする「きれい」とはだいぶ違う。欧米のハウスクリーニングの徹底ぶりを見れば、その「クリーン」が、日本でいうきれいとか清潔を超えたものであると想像がつく。どうも、きれいというと、清掃は大ざっぱでもすぐ花を飾ったりヒラヒラのレースのカーテンを飾る方向に走りがちだ。

欧米の「クリーン」は徹底してゴミやほこりをなくすことだ。カーテンの柄にもこだわるが、その前に、カーテンレールの上のほこりをいかに取るかを考える方向なのである。

実質の衛生はもちろん見かけでは判断できないが、まずよく清掃が行き届いているかどうかを見渡して、清潔を第一に欧米人はクリーンホスピタルを選ぶ。清掃ができていない病院で衛生的な療養とよい治療ができるはずはないと考える。手術や治療は技術を見て、療養は衛生を見て選ぶ。あきらかに非衛生的な病院は患者がボイコットする。院内感染で一週間の療養の予定が一か月かかったとすると、下手をするとアメリカでは億単位の訴訟問題となる。だから、クリーンでない病院は、淘汰《とうた》されていく。

清掃も治療の一環

日本でも、療養型の病院が増えている。患者さんや家族も、気持ちよく療養できる病院を求めるようになるだろう。それにはまず、場所に応じた質の高い清掃が必要なのだが、それを誰がやるのかが問題だ。キチッとした清掃をする知恵と技術とノウハウを、日本の清掃のプロは持っている。しかし、そういう清掃には当然コストがかかる。病院は、経営上、清掃にまでなかなか費用を回せないのが現状だ。清掃代は、なるべく切り詰めるものと現状では考えられてしまっている。だから、病院は汚いところになってしまう。

清掃は治療の一環だと考え、本来は診療報酬の中に含めていくべきことなのだ。切り詰めては病院の大前提である衛生状態が崩れてしまう。診療報酬の中には、薬代もあり、医療技術料もあり、包帯代もある。そして、診療すべての効果をあげるためにプロの清掃代もあるというのが本来の考え方だと思う。

それでは現実問題として、清掃代を誰が負担するのか。そこのところがまったくあいまいで、病院の利益から出しなさいということになっている。病院が清掃代を切り詰めるのは、清掃は保険収入でまかなえないからだ。病院の収入は保険点数にかかっている。治療代は出るが清掃という項目に財源はない。

実際、ある国立大学病院では、掃除に年間二億円かけていたが、公開入札になって一億円になった。病院の経営にはいいかもしれないが、それで本当にきれいになるのだろうか。もしそれまでよりきれいになるというのであれば、二億円の業者がおかしいのだが……。どうもいまのところその病院は汚くなる一方なのである。施設が古いという問題ではない。やはり清掃にはそれなりのコストがかかるという当然のことをはからずも証明しているのだ。

治療を受ける側がきれいな病院を選んで行くことが、病院の発想も変えていく。気持ちよく治療を受け療養したいのだ、とみんなが主張して、そのためにはコストがかかることを納得することだ。治療を受けるときに環境そのものを買うという発想にしていく。清掃代として一人一回五円でも一〇円でも負担する。それでクリーンな環境をつくってもらう。われわれがそうやってコストを出して選んでいかなければ、クリーンホスピタルは実現しない。逆にいえば、どんなに技術が優れた先生がいても、院内感染が起きたり気持ちよく療養できない病院ではこれからやっていけなくなるだろう。

また、先日、ある市立病院の清掃業務の入札で、とんでもない低価格で落札された事例があった。入札制度とは、より低価格で一定の品質やサービスを求めるための制度で、多くは最も安い価格で落札する。この病院も清掃に要する人員と時間を事前に示し、清掃条件なども細かく規定している。

入札に参加する企業はこれら示された条件をもとに試算して入札する。入札時の価格はオープンにすると二〜三倍の開きが出ているのが事実だ。この病院の落札も、最も低い金額で入札した業者に決定した。

落札した価格を入札条件の人数と時間数で計算すると、県の指導する最低賃金とピッタリ一致した。

ということは、清掃会社の従業員が県の指導する賃金をもらうと、社会保険料や交通費は出てこない。当然、清掃に使用する器材費やケミカル費、教育研修費はまったく出てこない。清掃業者の利益も出ない。

これで本当に病院の期待する清掃ができるのだろうか。

入札制は大きく二つの問題を抱えている。一つは価格と清掃の質の関係である。病院側は病院で清掃に関する費用を試算してはいる。その金額はすべて常識的な価格である（予定価格とかいうらしい）。しかし業者側は落札したいがために、競って低い価格を提示するが、清掃の質に対して業界と病院に統一概念がないことである。病院は、いつも患者という身体的、あるいは精神的弱者がいる場所であり、大型の機械化による清掃はしにくい。人手と時間をかけて清掃の質をつくるしかない。そうするとおのずから適正な価格が出てくるはずで二〜三倍の差が出ることはないはずだ。

もう一つの問題は、病院の清掃の質と患者の治癒日数の相関がわかりにくいことだ。カーテンレールの上にほこりが積もっているから入院日数が一か月延びたとか、廊下が汚いから気分が悪くなって入院日数が増加して患者が大きな負担を受けたとか、院内清掃が悪いから院内感染が多くなったというような相関がはっきりしないから、病院側もつい安い価格を提示した業者と契約してしまうことだ。

清掃とはまず見かけの衛生である。病院は汚いけどきれいにしなければならない環境であり、まず見かけの衛生は重要である。美術館と見まがうほどに廊下に絵画を飾る病院もあるが、その額の裏側にはほこりがたまっている。ストレッチャーが通れば風が起こってほこりが舞い上がっている。実際、ここが病院かと思うほどの汚い病院もある。

先に示したアメリカの患者の期待する病院像のデータは一九八三年、いまから二〇年以上も前の古いデータだが、日本ではまだまだこのレベルの要求は低いのが現実だ。見た目に汚い病院でも病院としてまかり通っている。アメリカでは汚い病院イコール院内感染のおそれの高い病院として避けられ、やがては病院として成り立たなくなったと聞く。

前述の卵の問題と似たところがありはしないだろうか。安ければ安いほどよいという風潮は、じつは高いものにつきはしないだろうか。消費者は卵のプロでもなければ、病院清掃のプロでもない。

ぜひ卵のプロが、病院清掃のプロが、消費者にとって、患者にとって安全で安心な品質を提供してくれることを望むとともに、消費者も、品質を考えない安物を求める姿勢を改め、危険な卵や不快な病院を選ばないようにして、よいものを育てていかなければならない。

共用スリッパは汚い

大きな病院と町の診療所のいちばんの違いは、床の問題だ。大病院は土足で入り、町の診療所はだいたいスリッパに履き替える。昔はどこの病院もスリッパで、入院したり見舞いに行くときは自分専用のスリッパを持参した。

いま、どこにでも目にする、うすべったい形のスリッパは、意外なことだが日本だけの履物だという。欧米にはもっと底が厚いサンダルに近い形や靴型に近いものが寝室などの室内履きにあるが、歩くとペタペタ音を立てるあのスリッパはなかった。江戸末期から明治初期、横浜で誕生したらしい。外国人がたくさん日本に来るようになり、彼らは室内に土足で入る。神社などの建築をその土足からまもろうと生み出されたという説や、日本人家庭への訪問の際、土足ではかなわないということで浅草の職人が考案したなど諸説ある。

発祥はともかくとして、いまでも公共の建物、一部の病院、学校など、共用スリッパを使用しているところはかなり多い。

日本人はスリッパに履き替えるほうが断然衛生的だと思ってきた。履物は家に上がるときは脱ぐのが当然だったから、下駄《げた》が靴に替わっても、脱がずにはいられない。家なら畳やじゅうたんだから別に履物はいらないが、建物が西洋式になれば履物がいる。

そこで、玄関で履物を室内履きのスリッパに替える。たしかに靴は外の泥を持ち込む。湿気の多い日本では舗装していない道はすぐぬかるむ。ぬかるみを歩いた靴底にはかなりの泥がついて落とすのも四苦八苦する。

だが、日本中の道路がほとんど舗装されている現在、スリッパのほうが分《ぶ》が悪い。自分専用のものや使い捨てのスリッパなら問題はないが、共用で使うスリッパを、衛生的に管理することは非常に難しいのだ。

旅館などでは入り口にずらりとスリッパが並び、スリッパに手を触れなくても履けるようになっている。だが、病院のように出入りの多いところでは、スリッパは靴箱に並んでいたり、ひどい場合は重ねて箱にごちゃごちゃ入れてある。その中からきれいそうで、破れていないスリッパを選び、手でつまみ出して床に置き、やっと履く。誰が履いたかわからないし、スリッパを毎日拭いているとも思えない。水虫の菌もいっぱいいそうだ。それに、スリッパが重ねられているということは、床につくところと足を入れるところがいっしょになっているのだ。

病院の床は一時間ごとに掃除しているわけではない。目に見えない菌がいっぱい降り積もっている。靴下の裏に病院の床の菌をつけて自宅に運ぶことになる。

そして、スリッパを手で触るということは、そういう床を触っているのと同じなのだ。共用スリッパは決して衛生的ではない。土足の土が何か病気を起こしたり、患者さんに悪いものを感染させる恐れがあると思っていたから、いままでスリッパに履き替えてきた。

現実には、スリッパに履き替える病院は感染が少なく、土足のほうが多いかというと決してそんなことはない。病気はそんなところからはこないのだ。むしろ、スリッパを手で触ることのほうが、菌の感染を増やす。そこで、病院では共用スリッパをやめよう、土足のまま入るようにしようということになった。いま大病院ではほとんどが土足になってきている。問題は床だ。

スリッパで入る床と、土足で入れる床とでは、質が違う。ワックスがけを怠っているPタイルなどの床材は、土足についた土で傷がついてしまう。傷があるとそこに微生物が繁殖しやすくなる。土足で歩くという前提の床管理をしなければならない。

多くのビルは土足が普通だ。訪問者がスリッパに履き替える建物など、いまでは見つけるのに苦労する。

ビルメンテナンスの会社は、そうした床の管理のプロフェッショナルだ。まずビルの入り口に防塵《ぼうじん》用フロアマットを用意し、ビル内に持ち込まれる土砂をここでくい止める。ビル内の汚れの八〇％以上は屋外から持ち込まれる土砂である（岸正『ビルクリーニング理論と実践』クリーンシステム科学研究所）。このマットを通過する人が多いと一日数回、少ないときでも一日に一回はバキューム清掃し、一週間か一〇日ごとに新しいマットに替えるか洗浄する。

ビル内の床材とワックス処理もまた難しい。代表的な床材としてＰタイル、ホモジニアスタイル、長尺シート、木床、石材があるが、それぞれにマッチしたワックスがあり、床材に合ったワックス処理をしないと床を平滑に保つことができない。床を平滑に管理すれば汚れはつきにくく、ついても除去しやすい。

室内で微生物汚染を含めて最も汚染度の高いのは床だ。この床管理をおろそかにせずプロの持つ技術できちんとやっていかなければ、ただ土足に替えたとしても、衛生的にはならない。きちんと管理すれば、共用スリッパよりも靴のほうがいい。

せっかくの素晴らしい知恵と技術を、企業ばかりでなく病院ももっと取り入れて、命をまもる環境をつくっていったらいいと思う。

イギリスでは手術室も土足のままの病院もある。日本では、ほかのところは土足でも、手術室だけは、外科医や麻酔医が手術室専用の室内履きに履き替えるスタイルがほとんどだが、今後床管理の研究が進むと土足が主流となっていくだろう。

化学薬品万能からレス・ケミカルへ

菌はじつにたくましい。人間にとって悪い病気や害になるものをなんとか殺そうと薬品を使っても、それに勝つ強いものができる。さらに強い薬品を使えば、またそれが効かなくなる。あるいは、棲《す》む場所を変えて生きている。すごい戦略家だ。人間はどうもその戦略にはまってしまったらしい。

人間以外の動物は、戦略家の菌と一戦交えようなどと考えない。それはそうだ。菌は肉眼では見えないから、動物にとってはいないと同じだ。それを見てしまった人間は、菌に真っ向勝負を挑み、あるところまでは勝利を収めた。いま、こうして伝染病もなく暮らして文明の恩恵を受けていられる。だが、それでハッピーエンドとはいかなかった。

しぶとく強いものも出てきたのだ。人間がつくった最大の武器、化学薬品が効かないのではお手上げだ。これからは、菌をあまり怒らせないよう、化学物質は控えめにしようという方向を考えなければならない。化学薬品全盛、万能を見直し、化学薬品の量を減らしたり、使わなくてすむところはなるべく使わないようにする「レス・ケミカル」（省薬剤）である。

菌は、怒らせなければ静かなのだ。棲める条件も限られている。その条件をつくらなければ菌は大増殖したりしない。

人間の体でいえば、いつもいる菌を大事にして免疫を強くしておきさえすれば、ほかの菌は増えない。食品を適正に管理し、人間が住む場所であれば、こまめに清掃したり水分を拭き取っておく。

そうやっておけば、菌は怒らず増えず、自分の好きなところで暮らしている。その場所にズカズカ足を踏み入れるのはいつも人間の側で、体も鍛えずに無防備に秘境探検などすれば、そこで暮らす菌にやられて病気になるのは当然だ。

レス・ケミカルの考え方は、社会全体の問題だ。農場、畜産、水産の現場でも、農薬と抗生物質漬けの食べ物が問題化している。人間が抗生物質をいっぱい使った牛を常食していると、どうなるか。「人間の風邪《かぜ》が治る」という冗談もあるが、じつは反対のことが起きている。薬漬けの食べ物を食べていると、人間が何かの病気で薬を飲んでもその薬が効かなくなってしまうのだ。だから抗生物質に関しては、昨今、使い方を非常にうるさくいわれている。

消毒薬より清掃

病院でもやはり、菌に対処する方法を考え直す時期にきている。レス・ケミカルの対象は二つ。抗生物質と消毒薬である。抗生物質は、体の中の菌を殺すもの。消毒薬は、手や室内という体外にいる菌を殺すものだ。抗生物質に関しては、先ほどの牛の話もそうだが、人間も、あまり安易に抗生物質を服用したり皮膚に使ったりしていると、だんだん効かなくなってしまう。ずいぶん騒がれて一般の人もかなり敏感になってきて、病院に行ってたとえ医師が抗生物質の薬を出しても、イヤだといって飲まない人もいる。いまでは安易に使わない方向へ向かってきている。

だが、もう一つのケミカル、消毒薬については、まだまだ万能薬と思われているフシがある。

病院というとなんであんなにも消毒薬のにおいがしたかというと、どこにでも使っていたからだ。病室にも消毒薬が洗面器に入れて置かれていた。におうはずだ。それが衛生を保つ唯一絶対の方法と思われていた。だが、消毒薬を使うことでそれが効かない菌ができ、さらに強い消毒薬……という悪循環がここでも生まれてきた。その戦いを続けると、環境全体がおかしくなってしまう。

人間にとって悪い菌だけをやっつけて快適にしようと思っても、そううまく事は運ばなかった。だから、必要なところ以外はなるべく消毒薬を使わず、必要なところで必要な消毒薬を使うという方向に移ってきている。

そのためにどうするかというと、清掃である。こまめに菌が棲める条件をなくしておけば、菌は増えないからだ。これからは、「病院イコール清掃」だ。

病院といっても、いろいろな場所がある。どの場所でどの程度清潔でなければいけないか、で清掃も違っている。そういう見方で大きく分けると、次のようになる。

高度清潔区……クリーンルーム。白血病や臓器移植した患者さんの部屋など
清潔区………ＩＣＵ、手術室など
準清潔区………診察室、入院施設など
一般区…………待合室など
汚染拡散防止区…トイレなど

やはりいちばん問題なのはトイレだ。ここから菌が拡散してしまうととても困る。

共用スリッパもここでは例外として使う必要もある。そのかわり、手でスリッパを触らないでいいような方法を考えるきちんとしたスリッパテクニック（スリッパ履き替え）が必要だ。また、水道の蛇口も自動にしたり、液体せっけんも自動か足で踏むと出るような設備がいいということになる。

いちばん大切で、勘違いすることが一つある。トイレの窓は、清掃をするとき以外は絶対開けっ放しておいてはいけない。排気は換気扇を使う。これはよく考えれば当然のことなのだが、窓を開けると新鮮な空気が入ってきて気持ちがいいので、開けておきたくなる。だが、入ってくるということはどこかから出ていくということだ。窓が開けっ放されていると、トイレのドアを開けたときトイレの空気は窓から出ていかず、ドアを通って病棟内へ行くことになるのだ。当然、空気の中にいる菌が室内へと移動する。

ドアを開けずに、しばらく窓を二か所開ければ空気は入れ替わるし、換気扇を使えば外へと出ていく。外は広いから菌がいても薄まってそれほど問題ではない。

これは病院に限ったことではなく、レストランや食品工場でも同じで、トイレの空気を室内に逆流させないように、換気扇をつけて、清掃のときだけ開けるようにしたほうがいい。

まずこうした基本的なことで勘違いしやすいところを、病院関係者、病院を利用する人全体が実行することが大事だ。強い消毒薬を使う前にできることはたくさんある。

病院では消毒薬が当たり前という感覚では、菌の戦略にはまるばかりだ。ICUで感染症の患者さんがいるという場合は、医師や看護師も消毒薬を使う。手術室で、感染性の高い血液が床に流れた場合は、プロが消毒薬を使って処理する。

だが、準清潔区である普通の患者さんが寝ている部屋で、強い消毒薬は本当は必要ではないのだ。ちゃんとした清掃が行き届かないと、消毒薬に頼る結果になる。必要のないところで使っていると、菌に耐性がついて、本当に消毒したいときに効かなくなってしまうのだ。そして、院内感染などの大きな問題にもつながっていく。

手術室でも、床の管理をきちんとできれば、水拭きだけでよいというデータもある。手術室を消毒薬で拭いたときと、水だけで拭いたときの菌の数は変わらない。これは、相当びっくりしてしまうが、基本的なことを考えれば当たり前のことなのだ。

菌は水分がなければ生きていけないのだから、まず水拭きでほこりなどを除いて、乾いた空気を流して完璧《かんぺき》に床を乾かせば、ほぼ無菌の床となる。空気中にいる菌が落ちてもそこは乾いていて生きていけない。諸悪の根源は床と人の手であり、そのうちの一つである床の衛生の管理が徹底されていれば、あとは人の手を清潔にすればまったく問題はないのだ。

いま日本の病院で使う消毒薬の量はすごい。それが、下水に流れていく。環境に悪いという言い方は漠然としているが、はっきりしていることの一つは、消毒薬をなんとなく使ってなんとなく流していては、下水にいる菌は着々と戦略を立てて消毒薬に勝つものになってしまうことだ。そういう意味からも、消毒薬は、なるべく減らしていかないといけない。

消毒薬を使う前に、まず清掃をきちんとして、床の管理をする方向をとっていきたいものだ。

手荒れしている看護師さんはえらい？

病院でなるべく消毒薬を使わないようにしたい。だが人の手は、いまのところ消毒薬を使わないということはできない場合もある。医師と看護師は、次から次にさまざまな病原因を持っている人に触らなければならない。医師や看護師自身の菌もある。弱っている患者さんに手を洗わないで接すると、手についていた菌に感染しないともかぎらない。だから、違う患者さんに接するたびに、看護師はとくに手をよく洗っているのだ。

看護師は一日何回手洗いをするか。これもデータがある。一般病棟で平均五〜七回、集中治療室で二九〜三〇数回、救急が多く入って忙しいときの集中治療室は一〇〇回、新生児室は四四回くらい、やはり忙しいときは一〇〇回という数だ。そのたびに消毒薬を使うから、手の皮脂は取れてがさがさになってしまう。前述したようにがさがさのところには菌がたまりやすいから、それをわかっている病院では、ローションを使うよう指導している。それでも、なかなか手荒れ防止がうまくいかないから、なおさら消毒してまた手荒れする。病院によっては、スキントラブルのときには手袋の着用を義務づけているところもある。

現在のところ、手荒れしている看護師は一所懸命手を洗っていてえらいということになる。手荒れしない消毒の方法が開発されることを望むばかりだ。看護師さんの手がかわいそう。

見舞いの花は危険？

入院すると一日の大半をベッドで過ごす。天井あたりに目が行く。天井にほこりが垂れ下がっているほど汚い病院は、まさかないだろう。だから、患者さんは病院の汚れにはあまり気づかないでいられる。下から見るとわからないが、カーテンレールの上にほこりがたまっている病院はかなりある。こういうところは清掃をプロに任せていないか、または安くあげようとして手抜きしている。病院を選ぶときは、お姑《しゅうとめ》さんさながら、人差し指ですっとカーテンレールを触ってみよう。

カーテンレールにほこりがたまっている病院でも、あちこち花が活《い》けてあったりする。花を飾る前に清掃をちゃんとしてね、といいたいが飾ってあるものは仕方ない。花が悪いとはいわない。殺風景な病院に彩りを添え、人の心を慰めてくれる。だが、病院で花を扱うときは、注意が必要だ。

その花の活けられた水の中に、菌が繁殖することがある。緑膿菌《りょくのうきん》だ。この菌は、病院の中でいちばん厄介な菌なのだ。普段は、静かにしていて別に悪さはしない。日常生活でこの菌に接してもなんでもない。だが、非常に免疫が下がっているときとか、抗がん剤や抗生物質を投与されているときなどに、この菌に感染してしまうと大変だ。抗生物質が効きにくく、治療が困難になるのだ。傷口から院内感染を起こしやすいし、消毒薬も効きにくい。

この緑膿菌は、特別目新しい菌ではない。水がちょっとあればどこにでもいる。例えば、水道をギュッと締める。蛇口のところにほんの少し水がたまる。一晩たつと塩素も抜けるからそういうちょっとしたところにもいることがある。花瓶の水に限らず、病院中どこにでも棲んでいる。病院自体にその菌が多ければ、ちょっとした水場でも菌は増えるから、病院の清潔管理を調べるのに、この菌の調査をすることが多い。

ここで花瓶の水をわざわざ取り上げたのは水を取り替えるとき、パッとその菌が散る危険があるからだ。菌が水の中にいる分には問題はないし、病室の外の洗面所で水を替えればこれまた問題はない。

だが、病室の中で花瓶の水を勢いよく流したりすれば、免疫の落ちている患者さんの近くで菌が漂う。

病気見舞いの花自体は悪くない。心がなごむ。私だって入院したら、コスモスの花とメロンあたり持ってきてもらいたい。

ただし、病気やその状態によっては花を飾ることは避けたほうがいいし、気管切開をしたり、呼吸器の病気で入院している患者さんは緑膿菌に感染しやすいから、病院によっては見舞いの花を断っているところもある。これは、花が悪いのではなく、花瓶の水がよくないからだ。こうした病気で寝ているところにお見舞いに行って、患者さんの目の前で、花瓶の花を引き抜いて新しい花を入れるのは避けたい。花をズバッと抜いたら、「死んでもらいます」といっているようなものだ。

鉢物には根があるから「寝つく」にかけて敬遠されるが、あれも、鉢の土にいる菌が病気の種類によってはよくない場合があるからだろう。水や土があるところには必ず菌がいるということを知って、免疫の落ちている人のところには菌を近づけない気遣いが必要だ。

日本とアメリカの衛生観念の違い

これまで、どんな病院を選んだらよいか述べてきたが、ではスーパーやレストランはどうか。

日本の食生活はここ数十年でかなり変化があった。世界各地から食材が集まり、連日テレビなどでも食べ物に関しての情報が流されている。健康によいもの、珍味、おいしいものを貪欲《どんよく》に追いかけている。高いお金を出せば望むものはすべて手に入る。だが、いつもいつも高いお金を払うことはできないから、なんとかやりくりすることになる。

そこで、スーパーを選ぶ基準は食材の種類がたくさんあって安いところ、などとなってくる。

レストランは、やっぱりおいしくなくては困るし、値段も手頃がいいとなる。頭にあるのは値段とおいしさが主なのだ。

ところが、アメリカ人の基準は少々違う。次ページの表を見ていただきたい。これも病院と同じで、まずきれいなところという条件が一番なのだ。「安い、うまい」でも「汚い」というのでは選ばれない。このアメリカ人、アメリカのデータもひと昔も前のデータだが、それなりの意味がある。さすがアメリカ人、自分の安全は自分でちゃんと責任を持つという自己責任の意識が衛生状態のよい場所を求めるのだろう。日本は抗菌ブームが起きているが、スーパー、レストランなどに対して、市民が求めるものはさほど変化があるとは思えない。腸炎ビブリオなどの食中毒は相変わらず多発している。

グルメもいいが、まず安全を求めよう。

その料理は、どういう材料でどういうところでどういう人がどういう衛生状態でつくっているのかということに、みんなで関心を持とう。何度か例に出したように、一流のすし屋さんの衛生レベルは非常に高い。あれは、お客さんにすべてを見せることで、安心も売っているのだ。本当の一流店は、たぶん従業員一人一人の衛生観念も高い。一流店を装っていても、裏口や従業員の休憩室などが驚くほど汚いところもある。

米国消費者がスーパーを選択するポイントランキング

順位	ポイント	評点	とくに重要	重要でない
1	店がきれいである	92.23	78.1%	0.6%
2	売価がはっきり示されている	92.22	70.7	0.6
3	価格が安い	90.52	70.0	0.6
4	レジ係が正確で陽気	89.86	65.1	0.8
5	製造日がはっきり商品に示されている	89.36	60.3	0.2
6	青果物コーナーが充実している	88.94	68.7	0.6
7	肉コーナーが充実している	86.73	64.1	4.3
8	棚の商品補充が行き届いている	85.23	50.0	0.8
9	店舗の場所が便利	84.85	51.9	1.0
10	乳製品コーナーが充実している	83.84	49.0	1.4
11	レジで待たされない	83.54	48.3	1.0
12	駐車場の施設がよい	82.28	40.5	2.7
13	特売の回数が多い	81.70	49.2	2.2
14	売り場のレイアウトがよく効果的にショッピングできる	80.83	44.1	1.2
15	奉仕部の人たちのサービスがよい	80.71	44.8	1.2

出所：プログレシブグロサー誌による1984年米国調査

米国消費者の業態別レストラン選択ランキング

順位	ファーストフード	レストラン	高級レストラン
1	清　潔　さ	清　潔　さ	品質／原材料の品質
2	品質／原材料の品質	品質／原材料の品質	清　潔　さ
3	価　　　格	メニューの多さ	メニューの多さ
4	立　　　地	価　　　格	親しみ／礼儀
5	親しみ／礼儀	親しみ／礼儀	雰囲気のタイプ
6	サービスのスピード	サービスのスピード	価　　　格
7	メニューの多さ	立　　　地	栄養度の加味
8	栄養度の加味	栄養度の加味	立　　　地
9	雰囲気のタイプ	雰囲気のタイプ	サービスのスピード
10	ポーションサイズの選択の可否	ポーションサイズの選択の可否	メニューの個人的意向の反映
11	メニューの個人的意向の反映	メニューの個人的意向の反映	ポーションサイズの選択の可否
12	禁煙席の有無	禁煙席の有無	予約席の有無
13	予約席の有無	予約席の有無	アルコールの有無
14	アルコールの有無	アルコールの有無	禁煙席の有無

出所：米国レストランニュース誌による1979年度調査

そこまできれいに管理しなくては本当に命をまもる衛生のレベルは保てない。ぜひ裏口からのぞいてみよう。

スーパーやレストランのほうも、ウチは安全も売っています、と胸を張っていってもらいたい。そのために、食材の加工場や調理場は、ガラス張りのオープン形式を多く取り入れ、従業員の意識を高めよう。

売る側は、裏の裏まで見せられるということでなければ、本当に命をまもる食品を提供することなどできないと自覚しよう。

買う側は、そういう店を選ぶことで、日本全体の食の安心をまもっていこう。

5章　これで安心！　ころばぬ先の菌対策

「菌」とうまくつきあうために

いままで、われわれの身の回りのさまざまな菌について述べてきた。菌というものが人間にとって、ときに恐ろしく、またときに強い味方になってくれることがおわかりいただけたかと思う。

戦略家であり、底力のある菌とはなるべく正面衝突を避けたい。それには、菌の性質をよく知って「菌好み」の条件をつくり出さないようにすること。また、ここからは遠慮してほしいという一線上では、早めに何らかの対処をしておくことが大事だ。目に見えない菌がいそうな場所をあらかじめ知っておくことも必要だ。

この章では、菌に繁殖してほしくない場所・場面で、どうすれば菌の侵入を防げるか、具体的に見ていきたいと思う。

この章を読むにあたっては、ぜひ本を片手に洗面所やキッチン、風呂場《ふろば》などに立ってチェックしていただきたいと思う。知識にとどまらず、何か一つでも実行してこそ意味があるからだ。
まず最初は「手洗い」。いざ洗面所へＧＯ！

1●まず正しい手洗いを実践しよう

手洗いにも段階がある

食中毒の予防は、なんといっても手を洗うことから始まる。これはみんな知っていることなのだが、「知っている」ことは、案外行動そのものにはつながっていない場合が多い。いまさら、と思うことを、ぜひもう一度見直そう。

まず、自分の手というものをつくづく眺めてほしい。あらためて見ると手は、まったく不思議で、複雑な形をしている。手の甲、手のひらがある。指がある。それぞれの指の間も広げてよーく見てみよう。ほこりが挟まっていたりする。爪《つめ》なんてものもある。爪の間。わっ、菌がいっぱいいそうだ……。で、どこまでが手なのか。手首というぐらいだから、脈をはかったりするあたりまでが手だろう。年齢を重ねるとシワだの節だのいろいろ刻まれる。手のひらのすじもある。こんな入り組んだものをいったいどうやってきれいにするのだ、と思ってしまう。軽々と「手を洗いましょう」な

手洗いをし損ないやすい部位

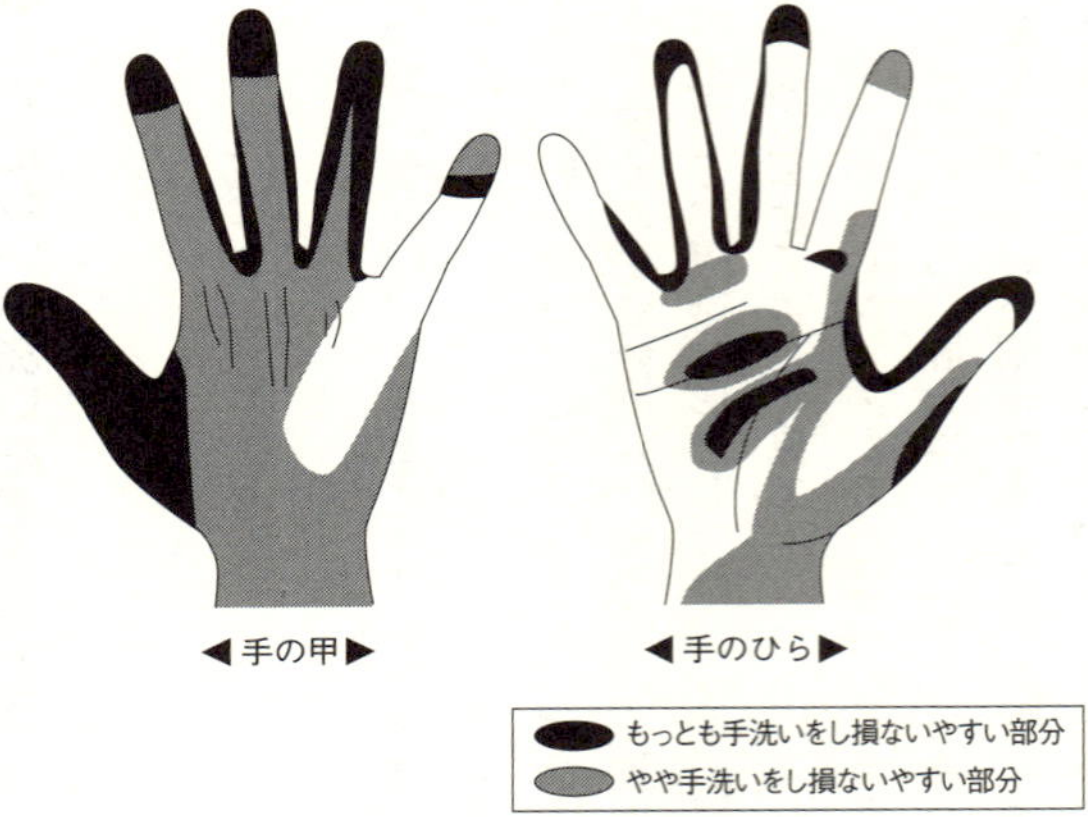

出所：Taylor LJ.An evaluation of handwashing techniques 1.Nursing Times, 12:54-55, 1978.より改変作成。

んていわないでもらいたいっ！

いままでやってきた手洗いには、どんな人も癖がある。手が汚れる仕事をする人は、その汚れを取ろうとするから意識的にまんべんなく洗うが、事務職、主婦など、手をよく使っても、それほど見た目に汚れない人は洗い方に偏りが出てしまう。だいたいの人は手のひらばかり何度もこすり合わせる洗い方だ。

手洗いというのは、先ほどつくづくと見た「手」のすべてをきれいにしようということだ。誰も「手のひらを洗いましょう」とはいっていない。

手を汚すことが少ない人は、一度インクか何かで手全体をべったり汚して、目をつむって洗ってみるとよい。それがすべて菌だと思えばいいわけだ。図は手洗いをし損ないやすい部分だ。やはり、爪、指の股《また》、親指のつけ根、手のひらのすじなど、見るからに洗いにくそうなところである。

こういう部分は、よほど意識して洗わないと行き届かない。そして、行き届かない部分に限って汚れもつきやすく、つまりは菌も集まりやすい。指の股のところなどは、水分もあるから菌は繁殖する。その状態で握ったおにぎりは、ほとんど地獄絵図に等しい。とくに一個目、二個目は危ない。そういうことを自分にいい聞かせながら、何度も意識して洗っていくうちに、そこを洗わないと気持ちが悪いとなればしめたものだ。やがていい習慣が身につくだろう。

ところで、手洗いにも段階がある。いつ、どんな手洗いをするのか、判断することが必要だ。アメリカの病院関係では次のように分類されている。

1　社会的手洗い

目的……食事の前、トイレのあとなど、家庭内で行われる手指の汚染除去

方法……手にせっけんをつけて、サッと流水ですすぐ

2　衛生学的手洗い

目的……病棟、外来で行われる一過性の菌の除去
方法……抗菌剤を含むせっけんや消毒薬を使用して、流水でよくすすぐ

3　手術的手洗い
目的……一過性の菌の除去および常在菌の静菌、殺菌
方法……最も清潔水準の高い手洗いで、長時間菌の増殖を制止する消毒薬を使用する手洗い

こうやって書いたものを読んでも、ははあ、なるほどね、と思うだけだが、ともかく段階があるのだぞ、と脳にいい聞かせておいてほしい。この段階を、われわれの日常に当てはめると、

1　家にいるときの、いつもの手洗い
2　お弁当をつくったり、大勢の人が食べるものを扱うときの手洗い
3　食品工場で、求められる手洗い（手術までできるほどでなくとも、それに近い状態）

この三段階だ。

1のいつもの手洗いのときには先ほどの洗い残しがあっても、自分と、あるいは家族にしか何らかの被害が及ばないからいいのだが、2の段階では、洗い残しは絶対ダ

メだ。指の股も手のひらのすじもきれいに洗わないと許されない。病院関係の用語でいうならば、衛生学的手洗いである。なんてったって、衛生という言葉は、「命をまもる」なのである。人に出す食べ物は、「命をまもる手洗い法」でなくてはダメなのだ。3は、特別だから、普通は2ができればいい。

そこで、さすがマニュアルの国アメリカである。衛生学的手洗いのテクニックというものがある。次頁の図のとおりにやれば、誰でも効率的に洗い残しなく手洗いできるという方法である。ぜひ、いますぐ洗面所に行って、やってみよう。

さて、やってみていかがだっただろうか。図の中の②や③などやってみると簡単な動作ながら、かなり気持ちよく洗える。⑤の親指のつけ根のあたり、⑦の手首などもなかなか新鮮だ。本当は食品関係の人は、なるべく半袖《はんそで》を着て、肘《ひじ》までは洗いたい。

一日一回は家の中でもこの洗い方をやって三日も続ければ、洗わずにはいられなくなる。さわやかな気分だ。せっけんを泡立て、目安として、最低六〇秒洗って、六〇秒はすすごう。

前述したように、食べ物を扱うといっても、根菜類の下洗いの前にこの丁寧な洗い方をする必要はない。ここからはもう熱処理しないとか、盛りつけとか、そういう「清潔行為」のときである。調理手順を分けて、どこで「命をまもる手洗い」をする

衛生学的手洗いのテクニック

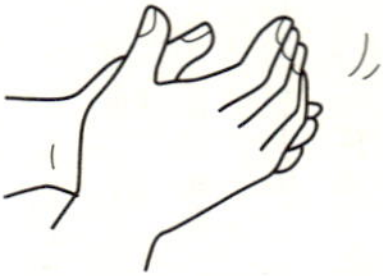

①手のひらと手のひらを
擦る。

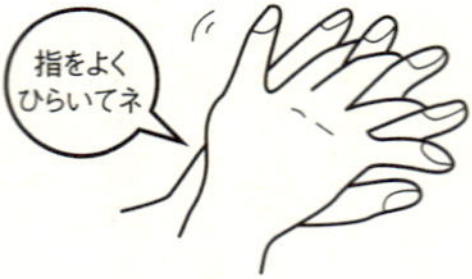

②右手のひらを左手の甲に
重ねる。逆の動作も。

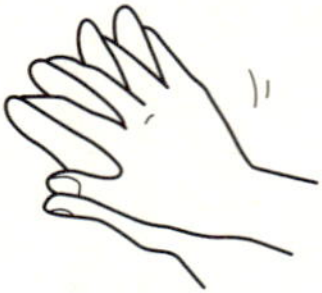

③両手の指を組み合わせ
手のひらと手のひらを擦る。

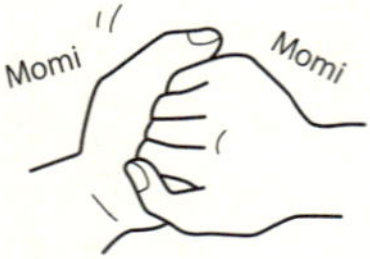

④両手を組み、反対の
手のひらで爪まで擦る。

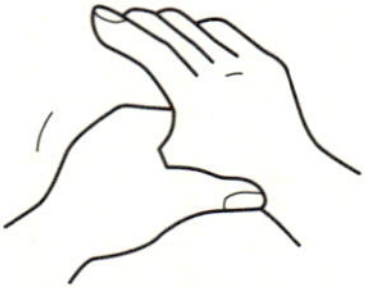

⑤親指のつけ根を反対の
手のひらで、つつむように擦る。

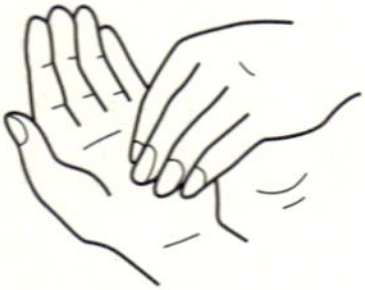

⑥指先は、手のひらの中央で
円を描くように擦る。

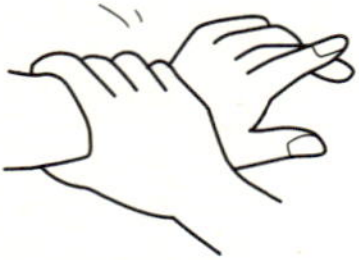

⑦手首も忘れずに…

出所: Taylor LJ.An evaluation of handwashing techniques 1.Nursing Times, 12:54-55, 1978.より改変作成。

か、よく確認しよう。だが、いざというときにちゃんと洗えるためには、いつでもこの洗い方ができるようにしておきたい。何事も日頃の訓練、習慣がものをいう。

そして忘れてはいけない。指輪、時計などは必ず外して洗ってほしい。指輪には愛もこもっているだろうが、菌も固まってついている。万が一大切な指輪をなくすことがあっても仕方がない。人の命をなくすことにつながるより、いいではないか。

とにかく乾かせ！

菌は乾いたところでは生きられない。このことも、けっこうみんな知っているのだ。この本をここまで辛抱強く読んだ人ならもう常識だ。家の中のカビなども、乾かせば生えてこないものだ。だが、これも「知ってるわよ、そんなこと」ですませてしまいがちだ。

いま、台所に行ってみてほしい。ふきんは乾いているか。まな板は。スポンジやタワシは……。次は洗面所だ。歯ブラシはどうか。コップは。次は風呂場。壁全体。洗面器、シャンプーなどの小物入れ……。

どうだっただろう。「知っている」ことと「やっている」こととはだいぶギャップがあるのが人間の常ではある。だが、菌が繁殖しやすい条件をつくっておいて、いざワーッと菌が繁殖してきてから強い化学薬品で退治をするのでは、例の菌の戦略にはまってしまう。あまり薬品を使わずに、しかも、本気で食中毒を防いだり、カビアレルギーをなくしたいのであれば、できるだけ家の中のものを乾かすに限るのだ。一つずつ今日から実践していこう。

ここでは家の中のものを取り上げて、前章までの記述とも重複するが、確認しておきたい。

キッチン

いちばん肝心なのはふきんとまな板だ。あれこれ一度にはできないという人は、とにかくこの二つだけは乾かそう。

食器を拭《ふ》くふきんとテーブルを拭くふきんは、必ず広げて干せる場所をつくりそこにかけておこう。そして使う前にちょっと湿っているかなと思ったら、こまめに取り替える。だから、余裕を持って何枚かいつも用意しておこう。

まな板もとにかく乾かす。抗菌まな板だから大丈夫、ではない。使ったあと流水でよく洗い、できればお日様のあたるベランダとか軒下に干しておく。昔から日光消毒というが、日光に消毒力があるのではなく、しっかり乾かすことが消毒になっているのだ。それができないときは、ガスコンロであぶるとよい。まな板をしまうところも、シンクの下などではなくシンクより上に立てられるような工夫をしよう。包丁の傷など、ときどきよく点検して、ひどいときは漂白剤につけたり、買い替えを検討しよう。

二つができたら次はスポンジだ。これも除菌効果のある洗剤で洗ったから安心、ではない。使ったあとギュッと絞ることがいちばん大切だ。毎日数回、握力を鍛えるつもりで、ギュッとやる。できれば外に干しておく。面倒だが、レス・ケミカル、レス・ケミカル（省薬剤）とお経を唱えるように、つぶやきながら実践してほしい。

そのスポンジを入れるところ、そして三角コーナー、水切りかごは、ヌルヌルトリオだ。せっかく乾いたスポンジを、ヌルヌルしたところに入れておいては台なしだ。スポンジを干している間に古くなった歯ブラシなどで掃除をしておこう。ついでに三角コーナーも。水切りかごの受け皿にたまった水はもちろんこまめに捨てる。これが外れやすい工夫をしてあるタイプも出ている。初めから、掃除しやすいものを買うことも省力、レス・ケミカルにつながる。

台所全体に風を通すことも大事だ。家にいるときはできるだけ窓を開けたり、換気扇を回すことを心がけ、とくに床はいつも乾燥させるようにしよう。じっとりしているのだったら、水拭きのあと、乾いたぞうきんで空拭きするのがいちばんだ。

レス・ケミカル、レス・ケミカル……。

洗面所、風呂場

洗面所、風呂場関係は、抗菌グッズのオンパレードだ。それだけカビやヌルヌルに苦労しているということだろう。3章で述べたように、せっかくの抗菌グッズも、濡《ぬ》れていてはあまり効果が期待できない。とにかく乾燥だ。現代の住居はすき間もなく密閉しているところが多いからとくに湿気がこもりやすい。密閉型住居の先輩である欧米では、もともと空気が乾燥しているから、それほどカビも生えない。だが、過去の伝染病の恐怖などから水回りの管理の大切さを伝統的に知っているから、水回りの掃除の仕方は徹底している。一日の終わりには、台所のシンクも洗面所もシャワー室も水気はすべてタオルやスポンジで拭き取ってしまうことが、半ば常識だ。日本の湿気を考えれば、ますます乾燥第一だ。

細かいことだが歯ブラシ、コップの置き場所にまず注意しよう。抗菌歯ブラシならなおのこと、効果を発揮してもらうために、よくすすいで水気を取ってブラシ側を上にして立てておく。扉を閉める棚にしまうなら、扉は少し開けておいたほうがいい。

コップは伏せずに水気をよく拭き取って上に向けて置いたほうがいい。

風呂場に関する洗剤類の多さはすごいとしかいいようがない。あれをいっぱい揃《そろ》えて、全部使って、全部下水に流すかと思うと、とても恐ろしい。ぜひ、ここでもレス・ケミカルに挑戦しよう。風呂というのは体のアカを落としてお湯で流したり、お湯につかったりするところだ。アカと水。とくれば次は菌だ。ちょっとでも水気が残っていれば、菌は最高の場所として喜んで繁殖する。換気扇を回したり昼間窓を開け放しておくことも湿気を取る効果はある。だが、決定的とはいえない。風呂場の汚れと水分を取る決定打は、入浴後すぐの「やる気」だ。

最後に入浴した人が、タイルや浴槽、洗面器等の小物を熱めのお湯で流して、水分をタオルで拭き取る。あとは換気扇を回しておく。そんな面倒な、と思わずにやってみると、たいして面倒ではないはずだ。非常に爽快《そうかい》ですらある。のろのろ拭いていると、いかにもつまらない作業だが、素早く動けばいい運動になってやせる。風呂のあとの軽い体操は安眠効果もある。なによりこうしてこまめに拭き取っておけば、タイルはピカピカ、目地にカビが生えることなどないし、浴槽も洗面器もいつもきれいだ。大がかりな風呂掃除は必要なくなる。

問題は、最後に誰が入るかということだが、お父さん、お母さん、息子、娘、最後に入った人の誰でもがやるように「わが家の習慣」にする。露骨にイヤな顔をして話を聞かない息子にも、この本を読んでもらってなんとかエサで釣ってやらせる。一度やればけっこう気持ちいいことがわかるのだ。

あきれるほどものぐさな私の知人も、「だまされたと思ってやってみたら、わりに簡単だし、リズムに乗ってやると楽しいし、運動になって湯冷めしないし、強い薬も使わずきれいになって満足感があるし……。なんで早く教えてくれなかったの」という感想であった(三日坊主に終わらないよう願っている)。皆さんも、一度だまされてみてください。

台所用漂白剤と乾燥で完全殺菌

台所と洗面所、浴室。水回りはとにかく汚れたりカビが生えやすい。だからこそ抗菌グッズも出てくる。そして、何種類もの洗剤を使い分け、あれとこれを組み合わせると危険だし、ずいぶん厄介だ。薬品の害に敏感で、なるべく強い化学薬品を使いたくないという人も多い。

悩める方々に朗報がある。食品に使ったとしても安心、安いし汚れが落ちて、だいたいどんなところの汚れでも任せなさい、というものがある。2章でも触れたが、台所用漂白剤。薬局での名前は、次亜塩素酸ソーダである。一本五〇〇円程度の、この漂白剤を薄めて使えば、カビ、細菌、ウイルスすべて殺すことができ、かつ人間に害が少ない。各種洗剤メーカーは困ってしまうが、まず家庭にこれ一本あれば水回りの汚れに対応できる。

当然、買って置いておくだけではダメだ。これでやはり、まめにあちこち清拭《せいしき》したりキッチン用品を液の中につけておいたりすれば、見た目もきれい、実質の衛生もバッチリになる。

例えば、まな板ならば、流水で十分洗い、洗剤かせっけんをつけてもう一度流す。よく水洗いして、そのあと日光に当てて干す。昼間、家にいないし干したまま出かけられないという人は、まな板をふきんで拭いてから、さらにガスレンジの上でサーッとあぶるようにしてよく乾燥させれば、抗菌どころか、菌は完全に死ぬ。乾燥したところでは菌は生きられないのだ。

まな板のいちばん危ないところは、包丁でついた細かい傷の中に、汚れといっしょに菌が繁殖しやすいことだ。洗うときはまずは見た目の汚れが落ちるようよくタワシなどでこするが、傷の中の菌は、漂白剤の液の中にまな板をつけておけばかなり落とせるだろう。そのあと、傷の中まで十分乾燥させることが大事だ。決め手はやはりいかに十分に乾燥させるかだ。

台所も浴室も洗面所も、漂白剤と水分拭き取りの小技でまめに攻めれば、菌が繁殖するひまはない。

2●家庭での食中毒予防のポイント

食品の購入・保存・調理段階での注意点

食中毒に関して、食品関係の仕事に携わる人たちに、気をつけてもらうことはもちろんだが、家庭でも知っておいて、気をつけたいことがいろいろある。自己責任の時代だ。暮らしの中での落とし穴を、もう一度見直しておこう。

1　生鮮食品の購入はいちばんあとに

やはり賞味期限を見て、一応の目安として購入しよう。かまぼこや豆腐など、売れていない店で古いものを手に取ってしまうのは危険だ。

生鮮食品が置いてある場所の温度も、あまりきちんと管理していないところは避けたい。

だが、売り手が賞味期限や食品の温度管理に気をつけていても、買い手の責任で食中毒菌が増えることもある。

スーパーで、生鮮食料品をせっかく一〇℃以下に置いてあるのに、イワシの刺身をいちばん最初に買い、その後ぶらぶら店内を歩いてあてでもないこうでもないと選ぶ。レジを通るときには小一時間も経ち、出口で知人にばったり会って軽く三〇分ばかり立ち話。歩いて帰る途中、ティッシュの安売りを見つけてドラッグストアで二〇分。家の前で隣のおばさんと一〇分。家に入って冷蔵庫に入れる前に急にトイレに行きたくなって五分。出てきたら急に子供が帰ってきて、おやつだなんだで一五分……。と、刺身を手に取って二時間二〇分、これが夏だったら、食中毒になりたいといってるようなものだ。

普通、スーパーで魚をいちばん先にカゴに入れることはまずない。ほとんどのスーパーは、入り口に果物を置いてある。次に野菜、間に缶詰や調味料、菓子類があって、奥に肉、魚。別の場所に調理したコロッケなど。だから、魚はあとで買ってほしい、と店側の主張も感じられる。ところが、スーパーも広いからいろいろめぐり歩けるし、レジまで行って思い出したり、もう一度返しに行ったりするから順番などごちゃごちゃだ。くれぐれも、魚は最後にしよう。

また、人のことも考えて、店内をうろうろ持ち歩いたものを返しに行くのはやめよう。夏なら、帰りのことを考えて、保冷バッグを持っていくのもいい。

2　冷蔵庫の温度管理

くれぐれも詰め込みすぎないこと。過信しないこと。一か月に一度は、中身を空っぽにするくらい食べ切って、古い食品を長く置かないこと。空になったときを利用して、中をよく拭いておこう。温度管理はいちばん重要だ。温度表示がなければ、一度温度計を入れてみて、わが家の冷蔵庫は何度なのか、上段中段下段、それぞれ計ってみるとよい。冷蔵庫は一〇℃以下、冷凍庫はマイナス一五℃以下が基準だ。調理ずみの食品にはフタをすることを忘れないようにしよう。

3　調理手順

肉や魚をなまで調理するまな板と、なまで食べる野菜や調理ずみのものを切るまな板は必ず分けよう。よく、表が肉と魚で、裏が野菜と分けることがあるが、生野菜用には別に一枚用意したほうがいい。

イギリスで、二〇人近くのお年寄りが亡くなるというＯ１５７の食中毒事件があった。このときの原因は、野菜サラダ。肉料理に使ったボールの洗い方が十分でないまま、同じボールで野菜サラダをつくったらしい。調理順には気をつけよう。手を洗ったら、最初に野菜の調理をしてしまう。肉や魚料理はそのあとだ。肉や魚を扱うときは、触るたびによく流水で手を洗う。使った調理器具もよく洗って、最後に完全に乾かしてからしまう。完璧《かんぺき》に乾いていれば、次の調理で野菜用に使っても問題ないが、いちばんいいのは、まな板だけでなく、ボール、包丁も、肉、魚用と、野菜用を分けることだろう。

なまで食べるもの、つくり終わって盛りつけるものを扱う「手」に気をつけよう。食品自体に菌がいなくても、自分の手から菌が移ることを自覚しよう。

ボツリヌス菌などを除いて、ほとんどの食中毒菌は熱には弱い。だが、ただ火にかけたから安心、ではない。調理するものの中まで一定の温度に上がるように調理しよう。

O157ならば、「七五℃で、一分間加熱すれば菌はゼロ」だ。

ステーキのような厚い肉なら表面が焼けていればいいが、ハンバーグなどは、中心部分まで、この七五℃で一分、つまり赤みが残らないまでよく焼くことだ（詳しくは2章参照）。

4　冷蔵庫の残り物

お腹《なか》をこわすなどの問題の多くはこの残り物から起きている。ちょっと残ったおかずやつくり置きの常備菜などが冷蔵庫にはたくさん入っている。それを、鼻で嗅《か》ぎ分けて判断する。腐敗菌と食中毒菌が違うことは、2章で述べたとおりだ。温度の変わりやすい家庭用の冷蔵庫は、完璧な保管場所とはいえない。

長期間取っておくものは、瓶などにつくった日付を記して、鼻に頼らず、賞味期限を判断しやすいようにしておけばよい。

昨日のおかずの残りなどを電子レンジで再加熱する場合、なるべく浅い容器に入れて中まで加熱しよう。

5　後片づけ

調理で使ったものすべて、とにかくよく洗って、乾燥させておくことに尽きる。キープドライが、食中毒防止の鍵《かぎ》である。どうすれば乾燥できるか、まな板、ふきん等の保管場所を再点検しよう。

3●しっかり清掃で実質的衛生

「整理・整頓」は安心な食べ物への近道

目に見えないほど小さい菌によって、食中毒や病気が引き起こされる。だから、見かけだけ清潔にしてもとても太刀打ちできない。菌に対する知識を持って実質的衛生をまもる。

「じゃあ、見かけはどうでもいいのよね。ああよかった」

と、お掃除をサボってはいけない。

見かけだけではダメなことは事実だが、見かけの衛生ができていなければ次の段階の実質的衛生まで至らないのも事実なのだ。サボってないで、早くその辺のお掃除をすませてからこの本を読むように。

そこで、まず見かけの衛生の始まりは、整理・整頓《せいとん》である。工場などに行くと、「五Sの徹底!」などと貼《は》り紙がしてある。「整理・整頓・清掃・清潔・しつけ」。この頭文字を取って五つのSである。この五Sを実行すれば、工場は効率よく事故もなく機能する。ただし、最後のしつけは、親子関係も上下関係も崩れかけたいまの社会では、死語になりつつある。しつけようなどと考えると胃が痛くなる。だから、私は、「しつけ」のかわりに、「習慣」をすすめる。やる気を引き出し、自らよい習慣をつけてもらうという発想にしたほうがいい。

ともかく、何事も整理・整頓から始まるということだ。小学校でも、整理・整頓しなさいとよくいわれる。この言葉も、耳にタコができるほど聞いていて、「わかってるわよ、そんなこと」と思うが実際うまくいかないことの一つだ。

うまくいかない人は、整理・整頓・清掃・清潔の四つを一度にやろうとしているように見受けられる。さあ、お掃除しようといいながら、掃除機を持ち出して、散らばった雑誌、子供が借りてきた本、家計簿、郵便物などをひとまとめに積み上げ、子供の脱ぎっ放しの洋服、床に置いてあるテレビのリモコンや、おととい、昨日の新聞を手近のソファに積み上げ、次にティッシュの箱を窓枠に投げ上げて掃除機をかけていく。

まあ、ほこりはあらかたなくなる。何もしないよりはいい。だが、これではまたすぐ部屋は雑然とするだろう。

洗濯物をたたみながら、テレビを点《つ》けようとリモコンを探す。さっき見かけたけどなあと思ってあちこち探して、洋服や新聞の下になっているリモコンを発見。

子供が帰ってくれば、借りた本を慌てて探して、雑誌群はバラバラ。「お母さんティッシュどこ？」と聞かれる頃にはお母さん自身、窓枠に投げ上げたことなどすっかり忘れているから、エーイ、探してる間にもう一個出しちゃおうと、棚の上からティッシュを引っ張り出すと、棚から買い置きのラップなどがごろごろ落ちてくる。

こうして就寝前には、掃除前より散らかった、ぬくもりのあるわが家の姿になっている。

順番にやればいいのだ。まず整理。整理の「理」は、道という意味だ。いらないものを捨て、目的から外れるものは外して、目的に近づく道をつくる。いまの例であれば、掃除機を持ち出す前にやることがいろいろある。雑誌の中でもう読まないものや、おととい、昨日の新聞はリサイクル置き場に回す。脱ぎっ放しの洋服のうち、洗濯するものは洗濯カゴに入れ、上着などは決まった場所に掛ける。

次に整頓。整頓の「頓」は、すぐに、という意味がある。決まったものが決まった場所に置いてあれば必要なとき、すぐに取り出せる。テレビのリモコンは専用の置き場をつくってそこに入れる。子供が借りてきた本はすぐわかるようにテーブルの子供

日本式命数法

10^{-1}	10^{-2}	10^{-3}	10^{-4}	10^{-5}	10^{-6}	10^{-7}	10^{-8}
分《ぶ》	厘《りん》	毛《もう》	糸《し》	忽《こつ》	微《び》	繊《せん》	沙《しゃ》
10^{-9}	10^{-10}	10^{-11}	10^{-12}	10^{-13}	10^{-14}	10^{-15}	10^{-16}
塵《じん》	埃《あい》	渺《びょう》	漠《ばく》	模《も》糊《こ》	逡《しゅん》巡《じゅん》	須《しゅ》臾《ゆ》	瞬《しゅん》息《そく》
10^{-17}	10^{-18}	10^{-19}	10^{-20}	10^{-21}			
弾《だん》指《し》	刹《せつ》那《な》	六《りっ》徳《とく》	虚《こ》空《くう》	清《せい》浄《じょう》			

出所：塵劫記（寛永４年）など

「清浄」日本式命数法

微生物の「微」というのは、いったいどれくらい小さいものか。これはじつはちゃんと数字で表すことができる。漢数字の一つなのだ。

漢数字の大きいほうはよく使う。百、千、万、億、兆……。最後は無量大数という。小さいほうは、厘、毛あたりは野球のアベレージなどで使うが、あまり使わない。「微」は、一〇のマイナス六乗を表している。そのくらい小さいということだ。そして、いちばん小さなものを表す語が「清浄」という言葉だ。これより小さいものはない、いちばん小さいものすなわちきれいなものが「清浄」である。まったく目に見えないほど小さいものしかない世界、つまりはこれ以上きれいにはならない世界のことなのだ。

の席のところに置く。家計簿は定位置に戻す。郵便物は返事がいるものいらないものの仕分けをして定位置へ。ティッシュのようなものでも定位置をつくってやる。

ここまでが整理・整頓ということなのだ。これをあとでやろうとして、まずガサッとソファの上あたりにまとめてしまって掃除機をかける。掃除というと早く掃除機をかけたくなってしまうのだ。それで、あとになれば、また他の用事ができたりして片づける気もなくなっている。「掃除機かけたんだもん、きれいよね……」。さらに後回し。どんどん物の塊が増えていくばかりとなる。

家庭に限らず食品工場でもレストランでも、この整理・整頓ができていないためにお掃除がしにくかったりゴミがたまって不潔になりやすい。通路にごちゃごちゃ不必要なものがあるのは、まさに道ができていないということだ。通路は、人や物が通るところであって、工場やレストランではここに何も置かないことは大変重要だ。

通路がちゃんと空いていれば、食材が運ばれてきた場合、入り口から冷蔵庫などの保管場所に向かって遮るものがなくすっと通路を通っていく。それなのに、ごたごたしていると、いざ食材を運ぼうとしても妨害されるから、その食材を床に置いて、片づけてまた持ち直したりすることが出てくる。床は諸悪の根源なのに。あるいは箱に気づかずつまずいて食材をぶちまけたり、という思わぬ事故もある。文字どおり、道をつけてから仕事を進めたい。

レストランなどの調理場も、決まった位置に決まった物が決まった数量（定量）あることが大事だ。包丁が五本、ボールが一〇個。トレーが七枚。ふきんが一〇枚。そういう物がそれぞれいつ消毒したか、使ったあとどういう処理をしたかなど、現場の人が誰でもいつでもわかりやすいようにしてあるのが整頓だ。整理・整頓、と壁に貼り紙してあっても、ごちゃっとただ棚に入れておきさえすれば整頓だと思ってしまう。定位置を決めずにただあちこちに入れるのは整頓でなく並べ替えという。

家庭でも職場でも、整頓というのは、使う人全員に共通の概念が必要である。物それぞれには必ず目的がある。その目的に従ってすぐに役立つような位置に、すぐに役立つよう清潔に保管してあって使う人全員がすぐわかり、しまいやすくすることが整頓なのだ。目的に沿って使われる物は幸せだ。反対に食器棚の上の隅っこでほこりを被《かぶ》っている物はかわいそうだ。せっかくある物をフルに使えば物も幸せ、人も働きやすい。働きやすくなればお掃除もしやすく食べる側も安心ということになる。

整理・整頓は安心な食べ物への近道だ。

こうした整理・整頓について考えることが、本来の責任者の仕事である。食品を扱うところには必ず責任者がいるのだが、こうした衛生、清潔について責任を持って考えている人は少ない。何か起こったときに責任をとるのが責任者の役目となってしまっており、ふだんは売り上げとか人間関係にばかり気を配っている。それは企業側がそういうことばかりを要求しがちだからだ。

衛生あっての経営であり、責任者の役目は、食品の取り扱いに気を配り、働く人の衛生意識を高めるようにする責任を持つことなのだ。

密閉住居は西洋式掃除法で

整理・整頓ができて次は清掃だ。

さて、と張り切って掃除機を振り回すのはまだ早い。清掃には四段階あるのだ。「拾う・掃く（吸う）・拭く・磨く」である。昔はこの前に「はたく」というのがあった。いまはほとんど見かけない、ハタキという掃除用具で、障子のさんなどからほこりをはたいて下に落としていた。いまは、障子も少ないし、ほこりも立つので、はたくべき部分を化学ぞうきんなどで拭く。だから、はたくは省略して四段階である。

1　拾う

拾わずにいきなり掃除機をかけると、必ずどこかでゴゴゴッ、カラカラッと変な音がして慌てる。落ちているボタンやピン、子供のミニカーの部品などを吸ってしまう。割れたガラスの破片などもある。指でつまめる大きさのものを拾うのは重要なことだ。いきなりほうきで掃いたり掃除機で吸ってしまってはわからないこともある。ガラスの破片があったとすると、なぜここにこんなものがあるのかという疑問が起きる。いったい何が割れたのか……。それはそうと、ほかにもあるかもしれない。見つけておかないと誰かが踏んでけがをする。

あるいは、レストランのサラダをつくる場所の床に、肉の切れ端が落ちていることがあったとする。これもサッと掃いてしまえばわからないことだが、かがんで拾うと肉の切れ端とわかる。なぜ、ここにこんなものがあるのか。これはおかしい。肉を調理する担当者が、何か足りない器具があってここに来たのかもしれない。その行動はあってはならないことだ。なま肉が手か服のどこかについた状態の人間が、サラダを調理する所に入ってきては絶対にいけない。肉の担当者にこのことを徹底させ、また、足りない器具などを点検し調理器具の専用も徹底しなければならない。

また、肉の調理場から休憩室に行くときに、わざわざサラダの場所を通らなければならないのかもしれない。それはゾーニングのミスである。食中毒を起こそうとしているわけではないが、積極的に防ごうとしていない。

調理手順と人の動線をよく考えることも食中毒防止につながる。そういうことも一個の肉の切れ端があらためて教えてくれる。

ゴミは何か理由があってそこに落ちたのである。人が通ったり、物が飛んだり。なぜそこに不要なものがあるのかを考えることで、調理の安全性や暮らしの快適性を高めていくことができるのだ。刑事のようにゴミで推理をめぐらせよう。

2　掃く（吸う）

ほうきや掃除機の出番である。指でつまめない砂ぼこりや糸屑《いとくず》のようなものを掃いたり吸ったりしてきれいにする。この段階は、広い面積を一度にざっときれいにするとともに、角、すき間などからほこりを掻《か》き出したり吸い出すことも含んでいる。

3　拭く

掃除機ではどうしても取り除けない、非常に軽くて細かいほこりもある。ここで、濡《ぬ》れたぞうきんが活躍する。最近は粘着性のある紙を転がしたり、不織布等を床に滑らせてゴミを捕らえる掃除法が流行《はや》っている。なかなかのアイデアであるが、どちらかといえば、「掃く」の段階の掃除で、濡れたぞうきんにはかなわない。

ところが濡れたぞうきんでの掃除で終わるのは問題がある。昔の日本家屋であれば、すき間風もあり、開け放せる通気性のよさもあって乾くのも早かった。だが、現代の密閉性の高い住居や工場、スーパーマーケットでは次の段階が必要だ。

4 磨く

化学ぞうきんというものがある。乾いた布や紙などにワックスが含まれていて、それで磨くと家具や床がピカピカになる。磨くというとそうやって物を光らせることだと思ってしまう。それも見ていて気持ちがいい。欧米の掃除法は、この最後の磨きの部分ができていなければ完全とは見なされない。床も家具も、そしてキッチンのシンクも風呂もトイレもピカピカにする。

だが、磨くことの本当の目的は光らせることだけではない。結果として光るのであって、目的は完全に水分を取ることにある。逆にいえば、水分が完全になく、こんなに清潔ですと証明するために光らせている。

欧米は石造りの建物の時代から密閉型住居だ。空気が乾燥しているが、それでも水を使ったあとはそこが乾かないと菌が繁殖する。ペストなど伝染病の流行の恐怖から、伝統的に掃除はとにかく水回りを中心に徹底して行い、清潔であることをピカピカの状態によって証明するようになったようだ。レストランの厨房《ちゅうぼう》など、とにかくピカピカに磨き上げることがまず大前提だ。

日本の住居は長い間開放型だった。蒸し暑い夏に対応するためもあるが、木造ですき間風も多かった。空気の流れがあったのだ。ところが、最近はほとんどが密閉型だ。それも魔法瓶型。そして、気候は昔とさほど変わらず、掃除は欧米の徹底ぶりにはとうてい及ばない。それでは風呂場も洗面所もキッチンも、水回りに菌が繁殖してヌルヌルし、カビが生えるのも無理はない。欧米式の掃除をすればいいのだが、徹底した掃除をするよりなんとか楽に解決しようと、現在ありとあらゆる抗菌グッズで模索中というわけだ。

欧米の掃除は、伝染病から命をまもろうという目的が根底にあるから徹底している。見た目もきれいだが、その先の実質的衛生にまで進んでいる。目に見えない微生物、菌というものを見据えた掃除ということだ。

普通の掃除は、「見える汚れ」を見えなくすればいい。だが、「見えないもの」をさらに見えなくして、きれいだということを他の人に見せなくてはならない。だからこそ、あきれるほどピカピカに光らせて「見えないものの不在」をなんとか証明しようとする。裸の王様の話のようになってくる。まったくこれは、知識、意識がなければできない掃除だ。

例えばトイレの掃除。トイレはなんとなくにおうものだ。だから消臭剤、芳香剤などが置いてある。だが、水洗トイレで、においのもとである「物」はないのになんでにおうのか。

その原因はあの腸内細菌だ。ウンチやオナラをして、臭い、と思った瞬間には菌は鼻の穴についている。ということは、空中を漂い天井、壁、床にもくっついている。その菌は水分や栄養分となるほこりのあるトイレで生きている。生きていれば、その菌だって新陳代謝でオシッコ、ウンチをするからそれがにおうのだ。

そのにおいを取るには、天井、壁、床で生きている菌を取らなければだめなのだ。アルコールを水で薄めたものなどで、定期的に拭き、菌の繁殖を防ぐ。これはいま述べた菌の動きを知らなければできない掃除である。何もついているように見えないのに定期的にすみずみまでまんべんなく拭くなど、菌について知らなければ、ばかばかしくてやってられない。

だが、こうすれば、消臭剤も芳香剤もいらない。また、カビが生えてきてから強い薬剤を使って菌の戦略にはまる心配もない。アルコールなど、菌に耐性がつきにくく、人間の体や環境にも影響のないものを上手に使うこと。水分を拭き取ること。こうして、菌の繁殖しやすい条件をつくらないようにしていれば、菌をひどく怒らせることなく、うまく棲《す》み分けていられる。

自分勝手で何でも手中に収めたがる人間に、いまのところ、唯一勝てる戦略を持っているのが菌たちなのだ。目には見えず、ヒタヒタと、小さいが数は気が遠くなるほど多く、どんどん生まれ変わって地球上あらゆるところに生息している。気がつけば、人間自身の中にもいる。小さくて手強《てごわ》い恐ろしいヤツはじつは大きな味方でもあった。ということは、彼らのほうが一枚も二枚も上手だ。これからは、人間も少し控えめに、菌はじめ、他の生き物と上手に折り合いをつけながらバランスをとって生きていったほうがいいだろう。

あとがき

食品とは人に良い品と書く。すなわち、人の健康を維持できないものは食品ではない。もともと人の健康を維持する食品ではあるが、とりすぎたりとり方に偏りがあると、その食品は悪者扱いされてしまう。

一方、人の生活は微生物に囲まれて成り立っているが、人に悪い影響をもたらす菌を「悪玉」、人に役立つ菌は「善玉」と分けてしまう。そのような勝手な区別・差別により過剰な清潔を求め「抗菌グッズ」や「健康食品」(健康のためにならないものは食品ではないはずだが)という言葉が生まれ、いささか気分が悪い。

食品は人が生きるために不可欠なもので、普通は家庭やレストラン、学校給食、病院給食で出されたものは、ほぼ無条件で食べる。いちいち食中毒にならないだろうかなどと考えることはない。

そしてひとたび食中毒が起こると、そのたびに「調理に携わる人は手洗いをしましょう」と注意を喚起《かんき》される。いまどき手洗いせずに調理する人などいない。こんな喚起で食中毒はなくなるのか？　抗菌グッズや健康食品が横行していても食中毒はなくならない。

一九八〇年の食中毒総件数は一〇〇一件、患者数は三万二七三七人、五年後の八五年は一一七七件、四万四一〇二人、九八年は三〇一〇件、四万六一七九人。この一八年間で件数・患者とも減ることがない。むしろ増加傾向にある。なぜ食中毒が起こるのだろう。その原因は何だろう。筆者は、食中毒に関する正しい情報が伝わっていないからだと考える。はっきりいえば単純に「無知だから」と理解している。そういうと叱《しか》られそうだが、食中毒の根本的なこと、例えば食中毒菌のこと、調理前の正しい手洗いの方法などを知らないから無知だといわせていただく。それは、これほど情報があふれているのに、知りたい情報、食中毒防止に不可欠な情報が、調理従事者にきちんと届いていないからだ。あまりにも学術的で専門的な情報では、それが届いていても、その情報を理解して正しく行動することが難しい。まして知識をもとに自発的行動をとるところまで結びつかない。

そこで、少しぐらい科学的には荒っぽくても、食中毒を学術用語ではなく、日常用語で表現できないかと考えた。現在、異なる分野間の科学者にそれぞれの科学を伝達するサイエンス・コミュニケーションということがいわれるようになったが、そこまで高等ではないが、食中毒の科学をわかりやすく伝達することによって、清潔と不潔の概念を理解していただき、食中毒を防止していただきたいと念じている。

食品加工分野は、食品工場だけでなく学校給食、病院給食、スーパーマーケットなどの総菜加工場と幅広くある。これらに従事する人の多くは、主婦を中心とする女性パワー、すなわち家庭で食事をつくることが多く、食品・調理・衛生知識の高い人々である。ところがここに落とし穴がある。その落とし穴をよく理解していただくのが本書の目的である。

食品業界はＨＡＣＣＰ（危害分析・重要管理点方式）という新しい食品品質管理の概念が導入され、食品に求められる品質は高くなり、つくり手側だけでなく、購買側（消費者）としてもよい食品を求める姿勢が問われるようになった。高品質食品を求めるうえで、横行するゆきすぎた低価格の弊害についても消費者が認識する必要があることも、あわせて提言させていただいた。

本書の執筆にあたり多くの方々の著書や研究発表を参考にさせていただいた。すべてに引用を明記しなければならないところであるが、筆者の研究室も先の阪神淡路大震災で被害を受け一部資料が散逸し、正確な引用元の特定が困難なことと、本稿は専門書ではないことをかんがみて、割愛したところもあることをお許し願いたい。また本稿はできるかぎり日常用語で表現したことで学術的に不備な点が生じているなど不安なことが多く、読後のご叱正《しっせい》をお願いする。

最後に、本書の編集にあたりお力添えを下さいました集英社の小林薫さん、松岡裕之さん、構成でお世話になりました高田美果さん、資料整理を手伝ってくださった進藤知子さんに厚くお礼申しあげます。

この作品は二〇〇〇年七月、ダイヤモンド社より刊行されました。

集英社文庫　目録（日本文学）

青木皐　ここがおかしい菌の常識
青島幸男・訳　23分間の奇跡
赤川次郎　駈け落ちは死体とともに
赤川次郎　ハムレットは行方不明(上)(下)
赤川次郎　ポイズン毒POISON
赤川次郎　猫は怖いか可愛いか
赤川次郎　払い戻した恋人
赤川次郎　幽霊物語(上)(下)
赤川次郎　あの角を曲がって
赤川次郎　湖畔のテラス
赤川次郎　ウェディングドレスはお待ちかね
赤川次郎　親しき仲にも殺意あり
赤川次郎　ベビーベッドはずる休み
赤川次郎　グリーンライン
赤川次郎　哀愁変奏曲
赤川次郎　黒鍵は恋してる

赤川次郎　誇り高き週末
赤川次郎　スクールバスは渋滞中
赤川次郎　夢みる妹たち
赤川次郎　アンダースタディ
赤川次郎　ホーム・スイートホーム
赤川次郎　午前0時の忘れもの
赤川次郎　プリンセスはご・入・学
赤川次郎　ネガティヴ
赤川次郎　回想電車
赤川次郎　影に恋して
赤川次郎　聖母《マドンナ》たちの殺意
赤川次郎　呪いの花園
赤川次郎　試写室25時
赤川次郎　秘密のひととき
赤川次郎　マドモアゼル、月光に消ゆ
赤川次郎　神隠し三人娘　怪異名所巡り

赤川次郎　その女《ひと》の名は魔女　怪異名所巡り2
赤塚祝子　無菌病室の人びと
阿川佐和子　檀ふみ　ああ言えばこう食う
阿川佐和子　檀ふみ　ああ言えばこう嫁行く
秋元康　7秒の幸福論
秋元康　42個の恋愛論
秋山裕美　山口マオ　元気が出る50の言葉
芥川龍之介　地獄変
芥川龍之介　河童《かっぱ》
浅暮三文　石の中の蜘蛛《くも》
浅暮三文　夜を買いましょう
浅田次郎　鉄道員《ぽっぽや》
浅田次郎　プリズンホテル1　夏
浅田次郎　プリズンホテル2　秋
浅田次郎　プリズンホテル3　冬
浅田次郎　プリズンホテル4　春

集英社文庫 目録（日本文学）

集英社文庫　目録（日本文学）

集英社文庫 目録（日本文学）

集英社文庫

ここがおかしい菌《きん》の常識《じょうしき》

2008年7月25日　第1刷　　定価はカバーに表示してあります。

著　者　青木《あおき》　皐《のぼる》
発行者　加藤　潤
発行所　株式会社　集英社
東京都千代田区一ツ橋2-5-10　〒101-8050
電話　03-3230-6095（編集）
03-3230-6393（販売）
03-3230-6080（読者係）

印　刷　株式会社　廣済堂
製　本　株式会社　廣済堂

フォーマットデザイン　アリヤマデザインストア　　マークデザイン　居山浩二

造本には十分注意しておりますが、乱丁・落丁（本のページ順序の間違いや抜け落ち）の場合はお取り替え致します。購入された書店名を明記して小社読者係宛にお送り下さい。送料は小社負担でお取り替え致します。但し、古書店で購入したものについてはお取り替え出来ません。

ISBN978-4-08-746322-4 C0195